魔法のようにいつまでも美しく・健康でいられる「フラワーエッセンス」

河津美希 著

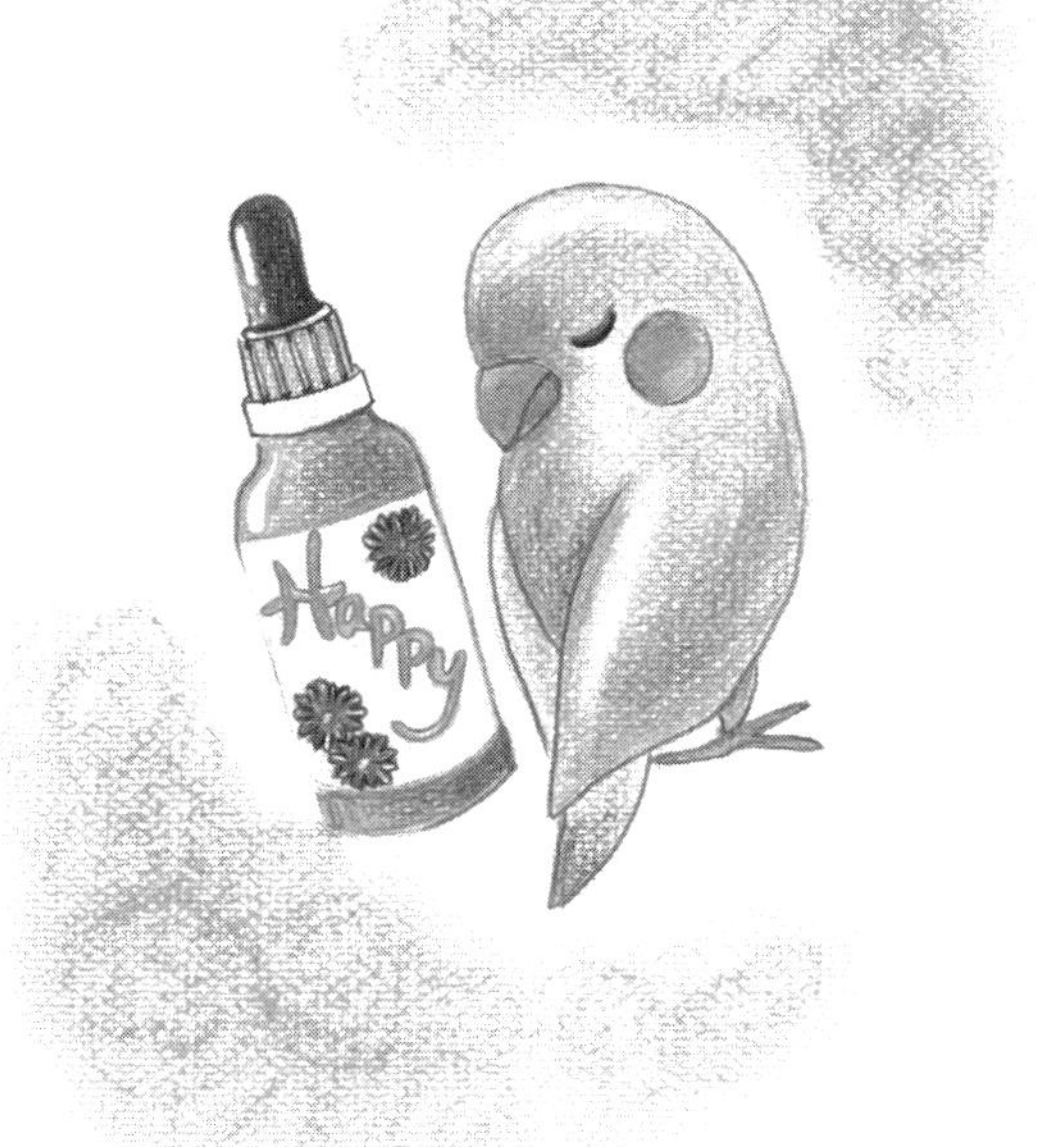

セルバ出版

はじめに

多くの女性がいくつになっても「いつまでもきれいでいたい」と外見の美しさを大切にしたいと思うでしょう。外見の美しさはメイクや髪型、髪の色、個性を引き立てるファッションなどのテクニック的なことでカバーもできます。

しかし、それだけではなく健康な身体であることも美しさに関わってきます。

例えば、健康であれば、自然にお肌もバラ色に輝き、姿勢も凛と美しく、髪も豊かでツヤがあるでしょう。

さらに、心に愛や喜びや平和があればキラキラした魅力的な瞳も維持できます。

今回はいつまでもきれいでいたい女性に向けて美の基本の「健康をテーマ」にして書きました。そして、アンチエイジングの視点からも参考になれば幸いです。フラワーエッセンスは本来、感情に作用するものです。

そのために、身体には作用しません。しかし、各ブランドの創始者は長年フラワーエッセンスを飲んで得た身体へのエネルギーレベルの効果をデータとして持っています。また、医師にフラワーエッセンスを使ってもらいリサーチしてエネルギーレベルで身体によい結果が出たものもあります。今回は、このような身体をエネルギーレベルでサポートするフラワーエッセンスをご紹介します。

しかし、あくまでも持病を持つ人や病気の人がフラワーエッセンスを飲む場合は医師の治療以外の補足的なものと位置づけ、医師の治療を止めたりすることは決してしないでください。そして、ご紹介したフラワーエッセンスを医師に相談をしてから飲んでみてください。

フラワーエッセンスで、ある臓器の部分をエネルギーレベルで整えることで、その部分の波動が整い、よい方向に向かう可能性があるかもしれないと考えてください。

そして、身体の不調、持病、病気は「心を癒す」ことも大切な要素の1つです。心が癒されることで身体も改善に向かう可能性が高まると考えてください。

だからこそ、病気や不調になったとき、身体だけに集中しないで心も見つめ直してみてください。また反対に身体が癒されることで、心に意識が向く余裕ができることもあります。病気や不調が起きたときから、3か月前ぐらいを振り返って、感情的なショックやトラウマがなかったか思い出してください。それを癒すことで身体の問題も癒される一歩になります。

何年も不調を抱えている場合は、何年も前を振り返って思い出してみてください。そして、「心を癒すフラワーエッセンス」と「身体をエネルギーレベルで癒すフラワーエッセンス」をブレンドして飲んでみてください。

あなたがいつまでも美しく・健康で女性であることを楽しめますように。

2020年1月

河津　美希

魔法のようにいつまでも美しく・健康でいられる「フラワーエッセンス」 目次

3章 心も体も美しくなるための有害重金属の知識とデトックス

4章 健康な臓器・ホルモンと美しさの関係

5章 きれいになる知識と食材のこと

6章　ずっと美しい外見でいるために

7章　心の安定したHappyな女性でいるために

1章

魔法のような
フラワーエッセンスってなに

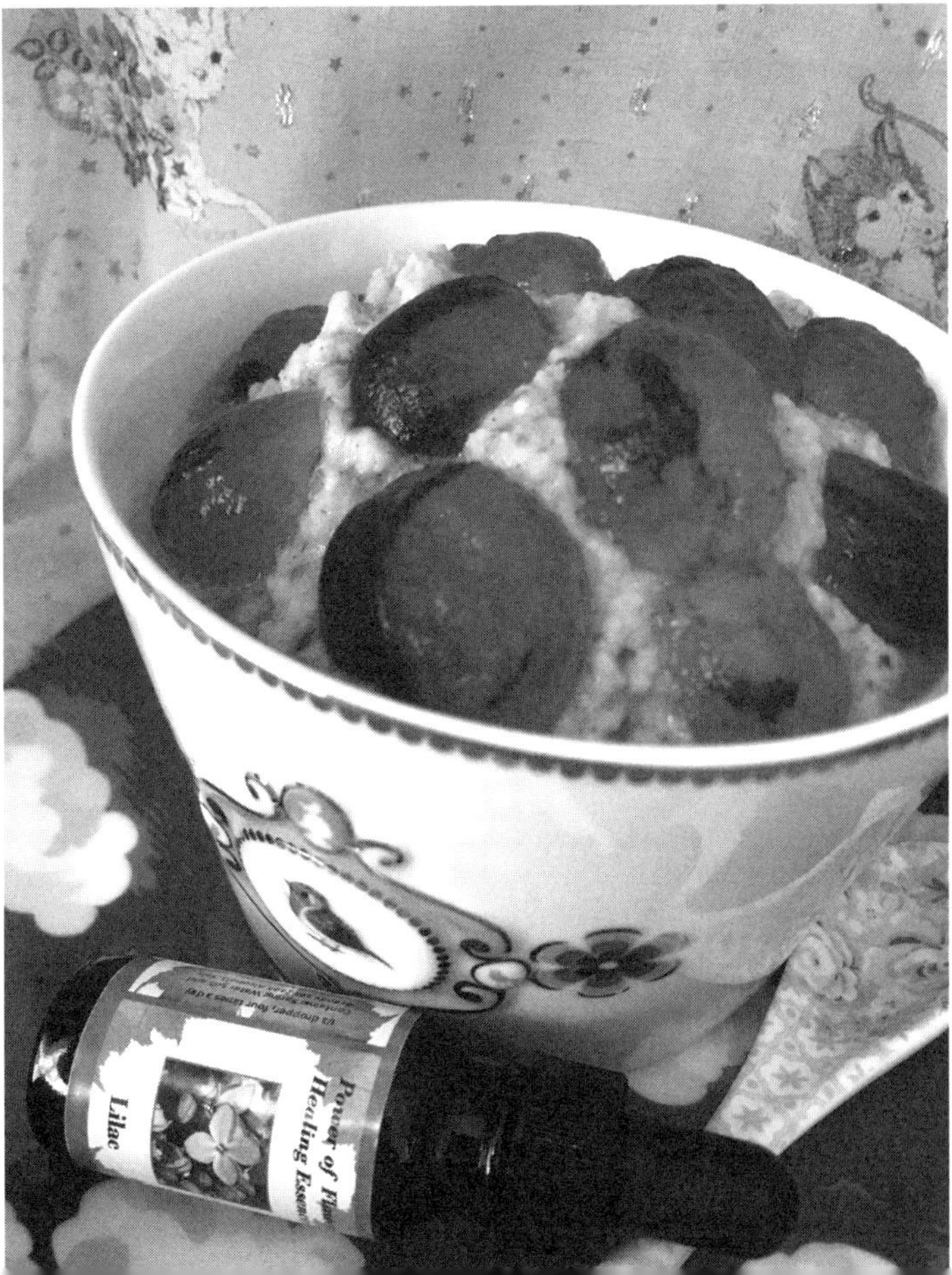

1　フラワーエッセンスとは

♡フラワーエッセンスがよく間違えられる物は

「フラワーエッセンス」がよく間違えられる物があります。

1つめは、お花やハーブを生のまま、または、乾燥させて飲むハーブティーです。

フラワーエッセンスは、飲み物ですが、ハーブティーのように、お花の成分を抽出して飲む物ではありません。

そして、2つめは、お花の香りや心身への効果・効能を楽しむアロマのエッセンシャルオイルです。

フラワーエッセンスはアロマテラピーのエッセンシャルオイルのように香りもありません。

つまり、これらの物とは全く違う物です。

フラワーエッセンスはハーブティーやアロテセラピーのようにお花の美しさや香りや成分を楽しむ物ではありません。

フラワーエッセンスはボトルに液体が入った物ですが、ボトルの中には、お花は入っていませんし、香りもありません。小さなガラス製のボトルからフラワーエッセンス（液体）を数滴だけ飲み物の中に落として飲む物です。

または、飲み物に入れずに直接フラワーエッセンスを口の中に数滴落として飲みます。

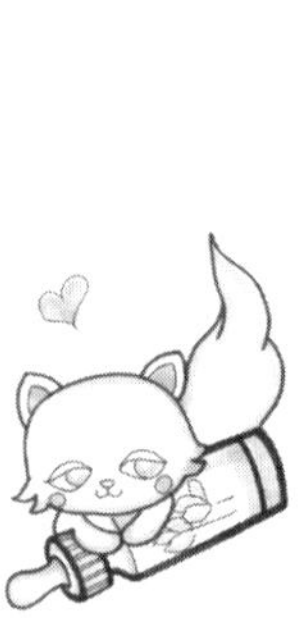

たったそれだけですが、正しく選ばれたフラワーエッセンスを飲み続けることで心のバランスを本来のよい状態に整え、そして、人生まで変えてしまうような魔法の飲み物です。

♡フラワーエッセンスはハーブティーとアロマとどう違うの？

ハーブティーは、香りや見た目も楽しみながら、飲用することによって気持ちを落ち着かせることができます。

このようにハーブティーは感情にも作用しますが、植物から抽出された成分は私たちの身体にも作用します。つまり、体内に化学反応が起きます。

これは、アロマのエッセンシャルオイルも同じです。

しかし、フラワーエッセンスは、お花や植物の持っている波動だけをお水に転写した、味も香りもしない飲み物です。

♡フラワーエッセンスを飲む期間

フラワーエッセンスを飲む期間は、通常は2週間〜1か月ほどを目安に飲みます。

また、試験前や歯の治療に行く前、トラブルにあったときなどの緊急時や一時的な強いネガティブな感情が収まらないときには、5分〜10分おきにフラワーエッセンスを飲むことで、心のバランスを早く取り戻すことができます。

♡フラワーエッセンスの材料

フラワーエッセンスの中身はお水とブランデー（保存料）またはブランデーでないときはグリセリン（保存料）です。

つまりフラワーエッセンスの味は、ブランデーをお水で割った水割りのようなものです。

フラワーエッセンスのブランドの中にはグリセリンを使った物もあり、それらは甘い味がします。

また、保存料にブランデーを使っているので海外から日本へ輸入する際の関係でお塩が入った物もあります。

専門的な話になりますが、フラワーエッセンスの成分は自然物質のエネルギーインプリントを含んだ液体の飲み物ということです。

物質は一切含まれておらず、お花のエーテル質だけがお水に転写されたものです。

♡フラワーエッセンスは副作用がない

フラワーエッセンスは植物の成分が入っていないので、副作用がなく赤ちゃんからお年寄り、動物まで安心して飲むことができます。

また、植物に与えても大丈夫です。

そのために、お薬を飲んでいてもフラワーエッセンスを並行して飲んでも大丈夫です。そして、中毒にもなりません。

そして、いつ飲んでもよい安全な物です。フラワーエッセンスに馴染みがない人は、何も成分が入っていない、目には見えない波動だけが入った怪しげな飲み物が、どのように私達に作用するかを理解することは難しいかもしれません。

だからこそ、頭で考えるのではなく副作用も依存性もないので、フラワーエッセンスを実際に飲んで体験してみてください。フラワーエッセンスの持つ魔法を実感できると思います。

♡フラワーエッセンスはどんな見た目なの

フラワーエッセンスは7 ml～30 mlの茶色やブルーなどのガラスボトルに液体が入っています。

そして、蓋を開けると中の部分にはガラス製のスポイドがついています。蓋の上のゴムの部分を指でつまむとスポイドにフラワーエッセンスが吸い上げられます。

このようにフラワーエッセンスを吸い上げて飲む物（飲用タイプ）が一般的です。

飲用タイプ以外には、私たちの身体の周り（オーラ体）や空間に撒くことを目的としたミスト（スプレー）タイプのものもあります。

ミストタイプは飲用を目的にしていないことが多いので、飲用タイプと違ってアロマテラピーのエッセンシャルオイルで香りがついている物が多いです。

これらは目的によって使い分けるといいでしょう。例えば、人前でフラワーエッセンスを飲むのに抵抗がある人は、香りつきのミストタイプでしたら香水のように見えて使いやすいでしょう。

♡フラワーエッセンスは身体によい効果を与える可能性がある

フラワーエッセンスはネガティブな感情に作用します。

的確に選ばれたフラワーエッセンスを継続して飲むことでネガティブな感情に変化が出てきます。

例えば、「怒っていたのに、気づくと怒りの感情を感じなくなった」

また、「怒りが癒されて考え方が前向きになった。そのために、不調だった身体の調子がよくなった」

本来はフラワーエッセンスを飲むだけで身体の不調、病気は治りません。

身体の不調、病気のときは西洋医学の診断、治療を必ず受けてください。

しかし、ネガティブな感情が癒されることで、身体によい変化が起きる可能性があると考えてください。

実際にカウンセリングをしていると、クライアントさんから感情を整えるフラワーエッセンスを飲んだ後に、気になっていた身体の不調がよい方向に向かっていると聞くことが少なくありません。

♡海外でのフラワーエッセンスの事例

フラワーエッセンスは世界中の病院やクリニックでさまざまな治療のサポートに使われています。

ここでは、初心者の人に安心してフラワーエッセンスを飲んでいただけるようにご紹介します。

スイスメディカルチャーリティーグリーンクロスは、オーストラリアンブッシュフラワーエッセンスをチェルノブイリの被害を受けた子供たちの治療にコンビネーションエッセンスの「エレクトロ」を「スピルナエキスのお薬」と一緒に使っていました。

ブラジルのストリートチルドレンのための施設では、自尊心が低い子供たちにアラレタマエッセンスを使っています。

コルテＰＨＩエッセンスでは、ドクターハッフェルガー氏がフラワーエッセンスを飲んだ人が脳にどんな影響があるか脳波を調べています。

また、ドクタースピッアー氏はローズエッセンスを飲むと心臓の波長がどう変化するか研究をしています。

セントピーターブルグ・ロシア大学の研究所では２人の教授がフラワーエッセンスを臨床的に使っています。そして、１９９０年代にアマゾンのフラワーエッセンスの一部の物がウイルス系の病気に効果があるとわかったそうです。

2　バッチ博士

♡バッチ博士とフラワーエッセンス

イギリスの医師エドワードバッチ博士（１８８６～１９３６）によってフラワーエッセンスは体系化されました。バッチ博士は高名な医師でした。

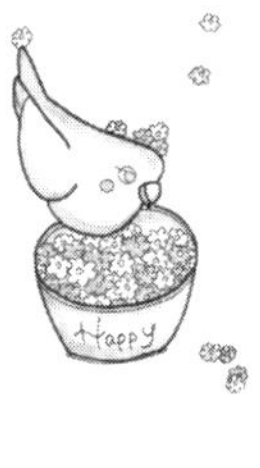

バッチ博士は「フラワーエッセンスを使うのに病名は必要ない。大切なのは、病人がどのように

病気の影響を受けているかを見ることが治療の指標となる」と言っています。

例えば、同じ病名を告げられた人でも各自、病気に対して反応が違います。

Aさんは、落ち込んで泣いてばかりいて食事も喉を通らなくなってしまう。

Bさんは、なぜ私だけがこんな目に合うのかと怒りを感じる。

Cさんは、病名を聞いてパニックになってしまう。

このように反応が違うことに目を向けましょう。

そして、ネガティブな感情に対応するフラワーエッセンスを飲みましょうと言っています。

バッチ博士は病気について、「私たちが魂の声に従わず、それに葛藤した結果に病気は発症する」と考えていました。

私たちの心の中に意見の違う2人の自分が現れて葛藤することがあります。

例えば、「他人のことなど考えられない自分勝手な自分」と、「高次の考えができる自分」もいます。

本来は私たちの本質は「高次の自分」です。しかし、そのことを忘れたときにバッチ博士の言う「病気になる」と考えてもいいでしょう。

♡バッチ博士のフラワーエッセンスの定義

①フラワーエッセンスは自然界の特定の草木やお花からつくられています。
決して、人に害を与えたり、傷つけることはありません。そして、それを飲むことで、平和、喜

び、希望、思いやりなどの性質をより強くし、神性に近づけてくれるようなものです。
②医学の知識がなくても使い方が簡単で、誰もが自分や家族、周りの人達に気軽に使えます。

♡フラワーエッセンスは高い波動のお花からつくられる

また、バッチ博士によれば、「あるグループのお花は、人類と同じか、もしくは、高い段階にあり、フラワーエッセンスをつくるには、このようなグループのお花からつくる必要がある。このグループからつくることで治癒力と神聖な恵みが受けられる」と言っています。

♡フラワーエッセンスを選ぶときの注意点

バッチ博士はフラワーエッセンスを選ぶときに、「クライアントさんの病気に病名をつけてクライアントさんを怯えさせず、どのように病気になったか、深い部分を見つけ、その気分や個性や性格に対してフラワーエッセンスを選びましょう。

そして、本質的に治らない病気は1つもありません」と述べています。

自分でフラワーエッセンスを選ぶとき、病名で選ぶのではなく、自分がその病気でどんなネガティブな感情を持っているかを注意深く見るようにしましょう。

また、フラワーエッセンスカウンセラーを目指す方は医師免許を持っていない場合は医師のように病名をつけることはできません。

また、西洋医学の診断、治療を止めるようなアドバイスはしないでください。

他人をカウンセリングするときはそれらに十分に注意してください。


♡マクロビオテックの発展、普及に努めた久司道夫氏の病気に対する考え

自然食のマクロビオテックの久司道夫氏が著書の中でこのように述べています。

「宇宙から見ると、病気というものは本当はないのです。

宇宙が調節してくれているのです。

病気というのは間違った生き方をしていることを、大いなる生命が私たちに教えてくれるだけで、そのことに気づいて正したら病気はなくなるのです。

ということは、もともと病気はない、それがわかれば病気はありがたいと思えるはずです」。

3　フラワーエッセンスはバイブレーショナルメディスン

♡フラワーエッセンスはバイブレーショナルメディスンの一種です。


バイブレーショナルメディスンの理論は、量子力学の素粒子の分野に基づきます。

量子の世界ではすべて振動しています。

例えば、あなたが机を前にして椅子に座っています。机の上にはコップと本が置いてあります。

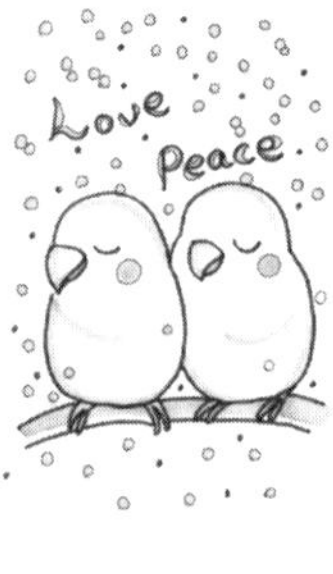

あなたの机に置かれているコップの振動数と、本の振動数は違います。

それぞれが独自の振動数で振動をしています。

この振動数がそれぞれの物質を分けています。

お水を例にすると、水蒸気は一番振動数が早く、氷が一番遅い振動数になります。アルバート・アインシュタインはエネルギーと物資は、転換が可能なもので、形は違いますが同じものと述べています。

つまり、すべての物質は振動数を持っているエネルギーと考えることができます。

そして、私たち1人ひとりも、それぞれ振動数が違います。あなたと私の振動数は違います。身体のそれぞれの臓器の振動数も違います。

心臓と肝臓を比べても振動数は違います。

例えば、心臓に病を抱えている人の「病気の心臓の振動数」と、「健康な心臓」の振動数は違います。

私たちの心臓が「正常な振動数」であるときに、心臓は「健康」ということです。つまり、私たちがネガティブな状態のときにフラワーエッセンスを飲むとよい振動数に整えられるのです。

♡フラワーエッセンスのレンジ（効果の幅）

フラワーエッセンスには、私たちの物質的身体、感情、知性、霊性のレベル、それぞれに対応できる各お花があります。

現代のフラワーエッセンスはレンジが感情レベルだけではありません。

フラワーエッセンスはお花からつくられますが、お花は人類が地球に存在する以前から進化を遂げてきました。

私たちが困難なときや、生きていくのに必要なものは、地球上にすでに大いなる存在から与えられているということです。

自然や大いなる存在が偉大だという点はこのようなことからもわかります。

そして、お花の1つひとつはそれぞれのパーソナリティー（個性）を持っていて、フラワーエッセンスになった物を飲むと私たちにレッスン（学ぶべきこと）を教えてくれます。

例えば、怒っているときにフラワーエッセンスを飲むと、

「怒りの感情の下にある本当の気持ちは何ですか。悲しみですか、不安ですか。それに気づき癒しましょう。

そして、今それを癒すチャンスがきました。そして、行動するときがきましたがあなたはどうしますか」というレッスンです。

あとは、あなたがそれと向き合うか決めるだけです。決めたら、そのときに感じるネガティブな感情をサポートするフラワーエッセンスを飲みましょう。

このようなことから、大切なことはそのときどきのネガティブな感情に合ったフラワーエッセンスを的確に選ぶことだけです。間違ったフラワーエッセンスを飲むと効果を感じられません。

♡お花の知性を含んだフラワーエッセンス

フラワーエッセンスは飲むと、まるで、お花を見たとき、お花の香りを嗅いだ後のように、心が広がったり高揚したり、心を落ち着かせ、気分を切り変えてくれるような魔法の飲み物です。

もし、お花に「魂」があるとしたら、フラワーエッセンスは、それぞれのお花の持っている「魂」と呼ばれる、「本質」が液体に転写されているような物です。

フラワーエッセンスについて「フラワーエッセンスと波動医学的治療」の著者のグルダス氏はこれをお花の持つ「知性」と呼んでいます。

そして、お花や植物にとっての最高の瞬間は開花のときです。

つまり、その最高の瞬間の喜びが凝縮されたのがフラワーエッセンスとも言えます。

それを飲むことによって、ネガティブな感情の状態から感情のバランスが整い、よい方向に変化することができます。

それがどうして可能かと言うと、フラワーエッセンスの波動がネガティブな状態の私たちより波動が高いからです。波動の高い物を取り入れることで調和されるのです。

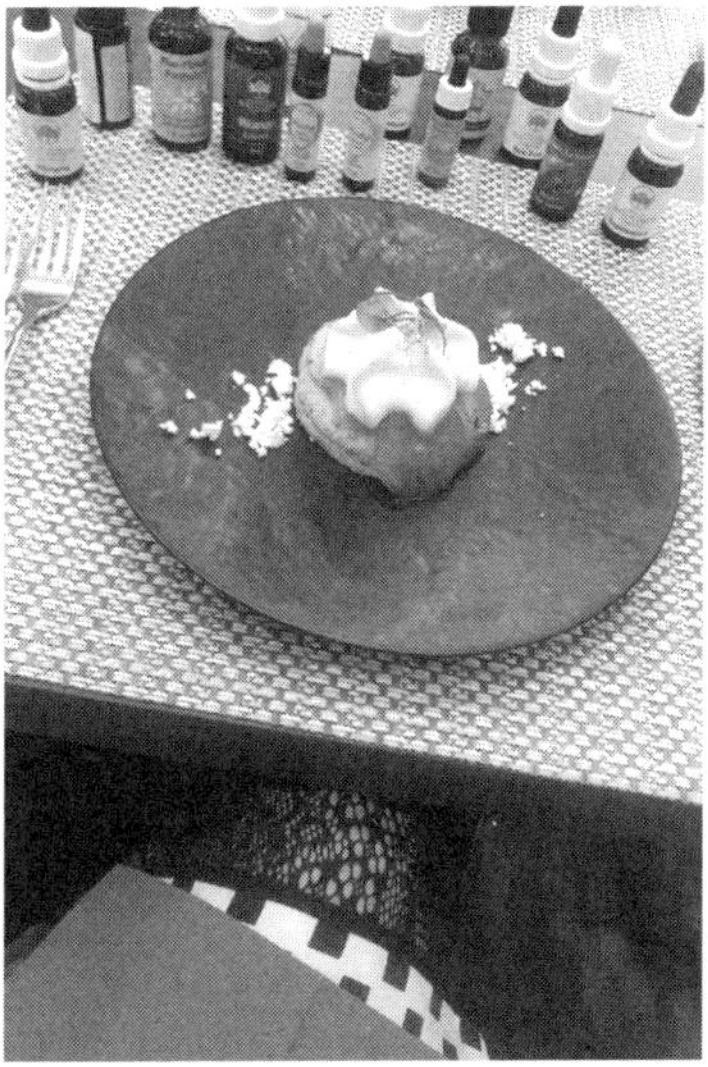

4　フラワーエッセンスのつくり方

♡バッチ博士の発見したフラワーエッセンスの基本的なつくり方

フラワーエッセンスの基本的なつくり方はいたってシンプルです。

フラワーエッセンスをつくるにはサンメソッド方式（太陽法）が基本です。

それ以外に、ボイルメソッド方式（煮沸法）もあります。

現在ではこれらの方法にこだわらず、月の光でつくられた物やお花自体（物質）を使っていないエッセンスもあります。

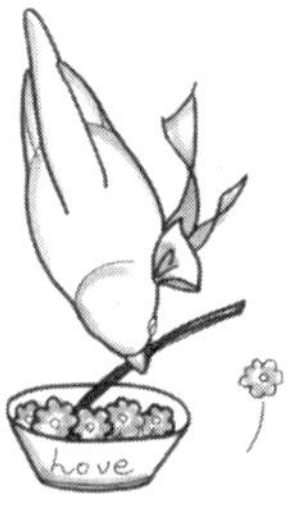

○サンメソッド方式（太陽法）

【用意する物】

① ガラス製のボール
② 計量器
③ ガラス製の保存用のボトル
④ お水
⑤ 40度以上のブランデー（保存料）

これらの道具は事前に熱湯消毒をしましょう。そして、お塩、セージの煙などを使いすべての道具もエネルギー的な浄化もしておきましょう。

フラワーエッセンスをつくる日は、雲1つない晴天の午前中に作業をするのが理想です。

そして、時間は、午前9時から12時までが太陽のパワーが強いと言われています。

そのため、太陽の光のことを考えるとフラワーエッセンスをつくるには午前9時ぐらいにスタートするのがいいでしょう。そして、季節は晩春から夏の太陽の光が理想です。

♡サンメゾット方式でフラワーエッセンスをつくる方法

フラワーエッセンスに使うお花を決めます。そして、お花を積んでもよいかを土地の所有者に許可を取ります。許可が出たら､ガラス製のボールを用意します。そこにお水を8分目まで入れます。

次はお花にも積んでもよいかを許可を取ります。

フラワーエッセンスのつくり手は、お花に許可を取ることも忘れません。

お花の中にも、フラワーエッセンスになることを希望しない、摘まれたくないお花もあるからです。

あるブランドで、お花が「私はエッセンスでなくハーブになりたい」と言うお花もあると言っていました。

このお花の気持ちを尊重する心は、フラワーエッセンスの恩恵を受ける私たちも大切にしたい気持ちです。

そして、お花を摘むときには感謝をして、お花に手が触れないようにして、開花したてのお花を、そのお花の葉や茎を使い丁寧に摘みます。次は、摘んだお花をお水を張ったボールの中に入れます。水面が見えなくなるぐらいの量のお花を入れます。

そして、太陽の光を当てて、そのお花のエネルギーがお水に転写されるのを待ちます。時間は、2～3時間と言われています。

そのときに、自分の影がボールにかからないように、細心の注意をしましょう。お花の様子を見て、しぼんできたり、花びらが色あせてきたら、もう少し時間を短くしてもよいでしょう。

そして、フラワーエッセンスができあがったら、お花の茎などを使い、丁寧にお花を取り出しましょう。このときもボールに自分の影がかからないようにしましょう。

お花を取ることに夢中になると、自分の影を意識することを忘れてしまうので注意しましょう。

そして、「お花の波動が転写されたお水」と保存料になる「同量のブランデー」を保存用のボトルに入れて混ぜましょう。

これででき上がりです。

記録としてボトルにお花の名前やつくった場所、日時を書いておきましょう。

この液体を母液（マザーティンクチャー）と言います。この母液は適正な管理の元、保存すると無期限で使うことが可能と言われています。

例えば、バッチ博士の生きているときにつくられたマザーティンクチャーがまだ、保存されていて、効果があると言われています。

♡ボイルメソッド方式（煮沸法）

【用意する物】

① ステンレス製の鍋（蓋のついた鍋が理想です）
② ペーパーフィルターを数枚（コーヒー豆を濾すような紙のフィルター）
③ 計量器
④ ガラス製の保存用のボトル
⑤ お水
⑥ 40度以上のブランデー（保存料）

バッチ博士はサンメソッド方式でつくれない物があることや、太陽の光が弱い時期につくった物は、フラワーエッセンスの効果が弱いと気づきました。そして、より効果の高いフラワーエッセンスをつくるのにこの方法を考えました。

それが、ボイルメソッド法（煮沸法）です。

これらの道具は事前に熱湯消毒をしましょう。そして、お塩、セージの煙などを使いすべての道具をエネルギー的な浄化もしておきましょう。

♡ボイルメゾット方式でフラワーエッセンスをつくる方法

晴れた日にお花を集めます。このときもお花に手が触れないように集めましょう。お花を鍋に入れて持ち帰ります。

このときに忘れないで持ち帰える物は、お花を取り出すのに使う同じお花の茎です。

帰ってきたら、お花の入ったその鍋にお水を入れます。そして、30分ほど火にかけます。それを、野外に持って行きゆっくり時間をかけて熱を冷まします。そして、持ち帰った茎でお花を取り出します。

そのときに沈殿した物が入らないように注意深く、ペーパーフィルターを使い計量器の中に入れます。

そして、それを保存ボトルに入れ、同量のブランデーを入れ混ぜ合わせてできあがりです。注意点としては、野外でこの作業を済ませるときは、30分間は加熱できる携帯用のガスバーナーを持って行きましょう。

♡フラワーエッセンスの中に入っているもの

植物やお花は「生命のエネルギー」を持っています。この生命エネルギーがフラワーエッセンスをつくるときにお水の中に転写されます。

そして、つくっている「その場のエネルギー」や、時にはそのエッセンスをつくるのに「サポートしている､フェアリー（妖精）やエンジェル（天使）のエネルギー」も入ってくるかもしれません。

同じお花でつくられたフラワーエッセンスが各ブランドから出ていますが、フラワーエッセンス効果の説明文を読むとおおよその意味は同じでも、効果に多少の違いがあります。

同じお花からつくられたフラワーエッセンスでもブランドによって、飲んだときに効果の違いを感じるのは、このような場所のエネルギーや目に見えないエネルギーの介入によって変わってくるからです。

また、エッセンスの中にはお花ではなく、ジェム（鉱石）からエッセンスがつくられた物もあります。

これをジェムエッセンスと言います。

このときも、太陽光を利用するため、ジェムでも作用がフラワーエッセンスに近いものになります。そのジェムの持っているエーテル的性質が太陽光によりお水に転写されます。

そして、仕上げにはそのエネルギーを安定的に保持するのにジェムエッセンスにも保存料としてブランデーが加えられます。

他にも、アニマル（動物）エッセンス、環境エッセンス、カラーエッセンス、大天使のエッセンス、スピリットのエッセンス、アセンテッドマスターのエッセンスなどと言われる、お花を使わないだけでなく物質その物も一切使わずにつくられるものもあります。

フラワーエッセンス（お花）やジェムエッセンス（鉱石）と違い物質が何もないのに、「聖地やその場所のエネルギー」「エンジェルやマスターのエネルギー」などの意図とするエネルギーがお水に転写されると考えてください。

例えば、コルテＰＨＩエッセンスのアニマルエッセンスはチャネリングなどでつくるのではありません。

アニマルエッセンスは動物をお水の中に入れたり、血や身体の一部を使ってつくるものでもありません。

コルテＰＨＩエッセンスのコルテ氏はアニマルエッセンスをつくるときには、その意図する動物たちがエッセンスをつくるときに側に近寄ってきてエッセンスづくりに自ら参加してくれると言っています。

♡市販されているフラワーエッセンス

各ブランドのフラワーエッセンスは、母液（マザーティンクチャー）から希釈されストックボトルと呼ばれる物になります。

市販されているフラワーエッセンスは、水50％にブランデーも同割合の50％の物に母液（マザーティンクチャー）を数滴入れた物です。

このことからわかるように、フラワーエッセンスは母液から非常に薄く希釈されています。そして、バッチ博士は、この分量で十分だと述べています。

5　フラワーエッセンスの飲み方・扱い方

♡フラワーエッセンスは1日数回に分けて飲む

フラワーエッセンスの飲み方は1日に数回に分けて飲みます。

フラワーエッセンスのボトルの蓋を開けて、スポイドの先が舌に触れないようにして、2～7滴ほどを目安に飲みます。

1日に数回に分けて飲むことで、フラワーエッセンスの効果が1日持続します。

フラワーエッセンスは1回にたくさんの量を飲むのではなく、1日にこまめに飲むことが大切なポイントとなるのです。

♡トリートメントボトルのつくり方

経済的なフラワーエッセンスの飲み方があります。頻繁に飲むフラワーエッセンスや、数種類のフラワーエッセンスを1度に飲みたいときにはトリートメントボトル、（ドーセージボトル）をつくる方法があります。

トリートメントボトルとは原液から直接飲むのではなく、フラワーエッセンスを別の空ボトルに、1本～数種類混ぜて希釈した物です。

希釈方法は空ボトルにお水と保存料のブランデーを混ぜてつくります。ボトルの中に保存料のブランデーを3分の1入れます。そして、残りはお水を入れます。その中にフラワーエッセンスを2滴～7滴ほど入れて希釈します。保存料に使うブランデーはアルコール度数40度以上が好ましいとされています。より効果を得たいと思って数滴以上入れても効果は変わりません。

そして、トリートメントボトルをつくるときは、ブレンドする本数は最高7本以内までにしましょう。ブレンド本数は3、4本までが理想的です。

♡トリートメントボトルは2週間以内に飲む

フラワーエッセンスを飲み始めたらトリートメントボトルの場合は衛生面のことを考えて2週間を目安にして飲みきってください。夏場などは特に衛生面のことを考えて、ブランデーの量を増やしたり、少量をこまめにつくって10日程を目安に飲みきるようにしてください。

ブランデーが苦手な人やアルコールを控えている人は植物性のグリセリンを使ってください。また、味に好みがありますが、お酢もブランデーの代用ができます。

また、原液から直接飲む場合は、フラワーエッセンスの各ボトルの側面に保存期間が記入してあります。記載されている保存期間内で飲みきりましょう。

原液の物も保存期間があるからと、何か月もかけて飲むのではなくフラワーエッセンスの効果を感じるためには飲み始めたら2週間～1か月を目安に飲みきってください。

原液もトリートメントボトルも1本を飲み終えた後、また、そのときに感じているネガティブな感情に合わせて次のフラワーエッセンスを再度選び直してください。

希釈してトリートメントボトルにすることは多くのブランドが対応しています。しかし、希釈では十分な効果が期待できないと考えているブランドもあります。つまり、原液（ストックボトル）から飲むことをすすめているブランドもありますので必ず確認してください。

そして、何種類かのフラワーエッセンスがブレンドされた物（コンビネーションエッセンス）は希釈可能な物と、希釈できない物があるので確認してください。

また、トリートメントボトルをつくり飲んでいて途中でエッセンスの中身がなくなりかけたときに、もう少しこのエッセンスが飲みたいと思っても、更にお水を追加して増やすことはしないでください。トリートメントボトルの状態からそれ以上の希釈は十分な効果が得られません。

そして、保存料のブランデーの濃度も下がり、衛生面で問題が出てきます。

♡フラワーエッセンスの保存の仕方

フラワーエッセンスは日光に当てないでください。また、高温多湿ではなく暗所の涼しい場所で保管します。そして、電磁波の影響があるテレビや携帯のそばには置かないでください。

フラワーエッセンスを持ち歩きたいときは、アルミホイルでボトル全体を包んでおくと、バッグの中で携帯電話の横にフラワーエッセンスのボトルがあったときにも電磁波の影響を防げて安心です。

6　フラワーエッセンスの効果

♡フラワーエッセンスで魔法のように夢を叶える

フラワーエッセンスは、長期間継続して飲むことでネガティブな感情を優しく癒してくれます。

そして、本来の自分に戻っていくことをサポートしてくれます。

例えば、以前と状況は同じでも、物事に対する捉え方や考え方が変化することで、行動も変わります。

そして、勇気を持って新しいチャレンジができるようになったり、心もオープンになり、自信を取り戻し、過去や未来を生きないで今を楽しめるように変化します。

そして、性質、性格の改善にもよい効果が期待できます。

それにより、夢を魔法のように叶えることもできるようになるでしょう。

フラワーエッセンスは夢を叶えたい人にもこのような理由からおすすめです。

夢を諦めないで頑張ることをサポートしたり、頑張って身体に無理がかかるときにも、エネルギーレベルで身体を癒すフラワーエッセンスがあります。

また、物質的な豊かさを望む夢をもっている人には、まず「豊かさを受け取るために自分は価値がある」と思うことをサポートするフラワーエッセンスなどもあります。

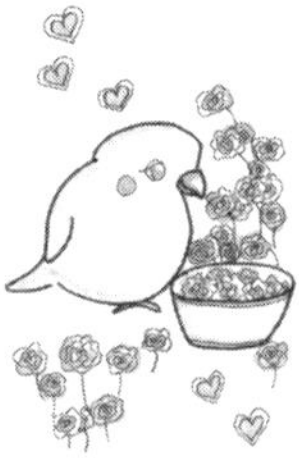

そして、夢を叶えられないブロックが魂や過去世に関わる場合は、それらの癒しをサポートするフラワーエッセンスもあります。

病気や繰り返すネガティブなパターンが原因となっている場合は、カルマをエネルギーレベルで調整、修正してくれる物もあります。

♡微細エネルギーにも働きかけるフラワーエッセンス

私たちは、身体の他に微細なエネルギー体を持っています。

このエネルギー体は身体（肉体）から外に向かって「エーテル体」↓「アストラル体」↓「メンタル体」↓「コーザル体」と各層の身体があります。

例えば、コーザル体は過去世の情報を持っています。過去世の癒しをしたいときにはコーザル体に対応するフラワーエッセンスを飲むのもいいでしょう。

各お花により働きかける層は違いますが、フラワーエッセンスはこれらの層のすべてにアプローチができると考えられています。

また、エネルギー体の各層の身体のエッセンスなどはアンジエリックエッセンスの中にあります。

生体分子レベル、物質的身体レベル、感情レベル、微細エネルギー体レベルから魂レベルまでと幅広く私たちをサポートできるのがフラワーエッセンスです。

フラワーエッセンスがあれば、人生の困難なときや頑張り抜きたいときに、精神的にも身体的にもエネルギーレベルでサポートしてくれる心強いパートナーがいるようなものです。

♡チャクラにも働きかけるフラワーエッセンス

フラワーエッセンスには、チャクラも浄化しバランスを整えるものがあります。チャクラのエッセンスはマンボヤフラワーエッセンス、ヒマラヤンエンハンサーズ、パワーオブフラワーヒーリングエッセンス、スピリットインネイチャーなどから出ています。

チャクラエッセンスはチャクラに変化を起こすことで、エネルギーレベルで各チャクラに関わる辺りの臓器や部位にもエネルギーレベルで作用が期待されます。

ある臓器に痛みを感じたときに（健康な振動数から不健康な振動数に変わったとき）、その部分をエネルギーレベルで癒すフラワーエッセンスを飲むことは医師の治療を続けながら、取り入れるならば助けになります。フラワーエッセンスが、痛みの部分の振動数を整え、正常振動数に戻してくれることで、エネルギーレベルでよい方向に向かうことをサポートするからです。

そのため調子の悪い臓器に近いチャクラの「チャクラエッセンス」を飲むこともおすすめです。また、チャクラが整っていないとフラワーエッセンスを飲んでいても効果を感じにくいと考えられています。

フラワーエッセンスを飲んでも効果を感じにくい人は、まずチャクラエッセンスから飲み始めてもいいでしょう。

2章

フラワーエッセンスの知識を広げる

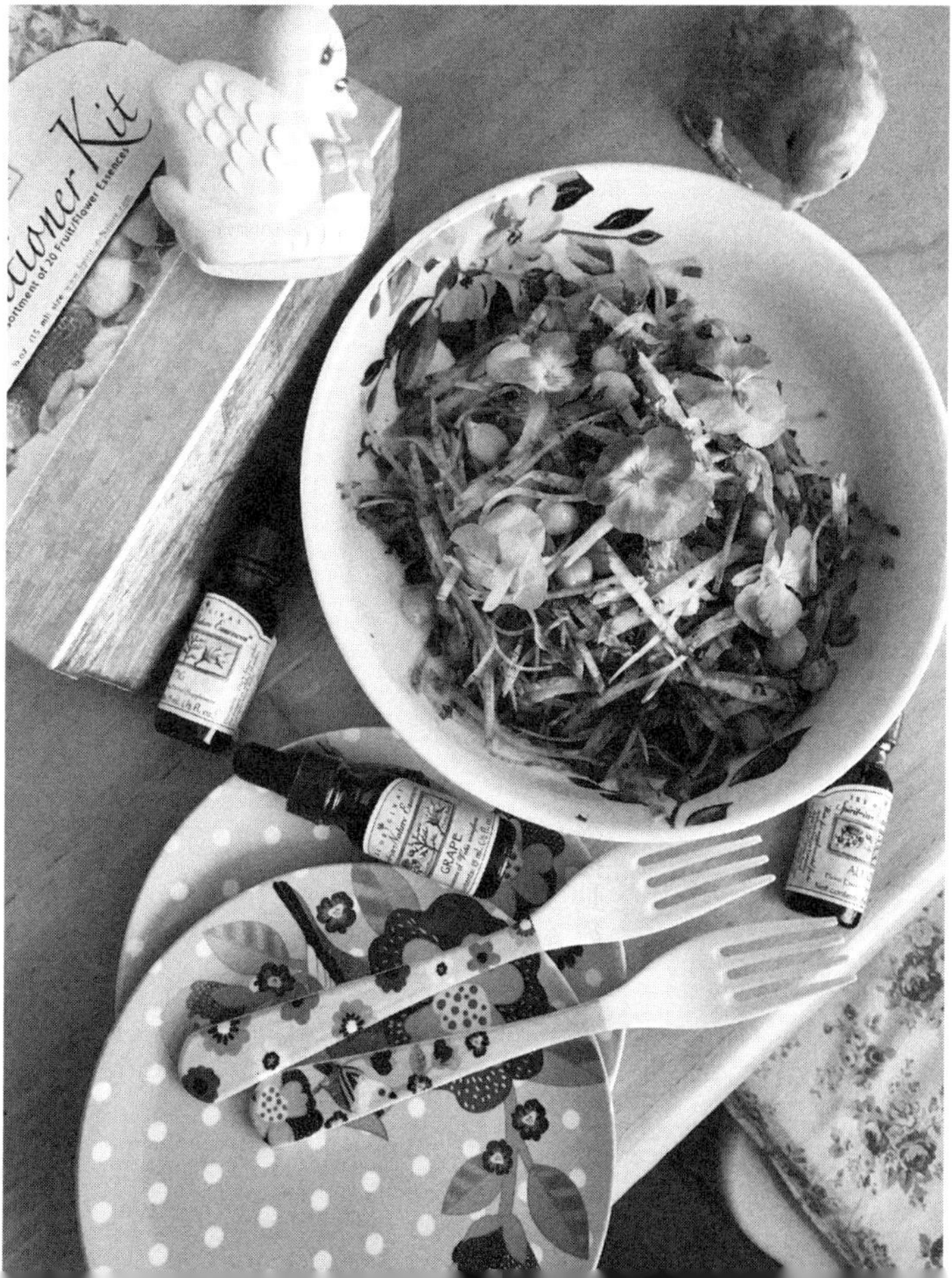

1　フラワーエッセンスの選び方

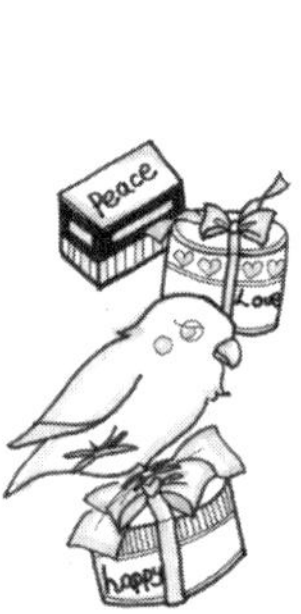

♡フラワーエッセンスのカウンセリング

フラワーエッセンスのカウンセリングはカウンセラーがクライアントさんの悩みを聞きます。そして、その悩みに対応するフラワーエッセンスを、学んだ知識をもとに資料などを確認しながら選ぶ方法が一般的です。

クライアントさんが、たくさんの悩みがあるときには、まず最も解決したいテーマを1つに絞ってもらいます。そして、フラワーエッセンスを1本～数本選びます。

テーマを1つに絞り込むことで、一定期間その悩みを解決することに集中的に取り組みます。

このような飲み方は、1度にたくさんのテーマに取り組みフラワーエッセンスを飲むよりも効果を感じやすいです。

自分自身でフラワーエッセンスを選ぶときも同じ手順で選んでください。

また、マスターやエンジェルのエッセンスをつくっているリヒトウェーゼンのエッセンスの飲み方は、まず1本を使い切ってから、次のエッセンスを選びます。

2本以上を同時に使うときは、1つは浄化、癒し、問題解決などを選び、もう1つは浄化された後に欲しい新しいエネルギーを入れる物を同時に混ぜて使ってもいいです（リヒトウェーゼン社からはエッセンス、塗るオイルタイプ、エッセンシャルオイルなどが出ています）。

♡フラワーエッセンスを選ぶ方法

フラワーエッセンスを選ぶのにフラワーカード、キネシオロジー、直感、ペンディュラム、脈診などで選ぶ方法があります。

【フラワーカード】

多くのブランドからフラワーエッセンスのお花の写真がついたフラワーカードが出ています。このフラワーカードを使って必要なフラワーエッセンスを選ぶ方法があります。

フラワーカードを見て、時間をかけないで直感で気になるフラワーカードを選びます。さらに、それを数枚に絞り込みます。

選ぶときに迷ったフラワーカードは、最初から選ばないと時間もかからずに効率的です。

そして、選ぶときに大切なことは時間をかけないで直感で一瞬で選ぶことです。

例えば、考えながら選ぶと、見た目を大切にする人は、全体のお花の色合いのバランスをとることに意識が向いてしまい意図する結果が得られません。

直感で素早く選ぶことでマインド（頭）を使うことを防ぐことができます。そして、右脳、つまり直感と繋がっている左手を使い選ぶといいと言われています。また、フラワーカードを裏にして自分から見えないようにして、オラクルカードのように直感だけで選ぶ方法もあります。

フラワーカードでフラワーエッセンスを選ぶ場合は次の2つがあります。

① 好きなカードだけを選ぶ

② 嫌いなカードだけを選ぶ

「好きなカード」を選んだ場合は、今、取り組みたい悩み、顕在意識レベルの悩みと考えます。また、「嫌いなカード」で選んだ場合は、まだ取り組みたくない悩み、潜在意識レベルの悩みと考えます。

好きか嫌いなカードでこのようなことがわかります。

そして、フラワーエッセンス初心者は「好きなカード」から選ぶ方法がおすすめです。

多くのブランドからこのフラワーカードは出ています。

リヒトウェーゼンからもカードが出ていますが、創始者のゲルハルド氏は、悩みや解決したい問題を思い浮かべてカードを引くと、適切なカードを選ぶことができるようにカードにエネルギーを入れていると言っています。

【キネシオロジー】

キネシオロジーの手法は、フラワーエッセンスカウンセラーになりたい人は、覚えるとよい手法の1つです。

この手法を使えることで、クライアントさんの言葉だけでわからない、クライアントさんの本音を知ることができるからです。

つまり、まわり道をしないで悩みのテーマを絞り込むことが可能になります。

キネシオロジーも色々な手法がありますので、自分に合った手法を見つけ、テクニックの1つとして習得することがおすすめです。

しかし、キネシオロジーも、カウンセラーの問題や想いがクライアントさんに転移したりすることを十分に理解して、フラワーエッセンスを選ぶ前に「クライアントさんの身体が正常に反応するか」のプレテスト（前段階のテスト）を踏まえてから、キネシオロジーのテストをしてください。

そうでない場合、クライアントさんのエッセンスではなく、カウンセラー自身が自分に必要なエッセンスをクライアントさんに選ばせてしまうことが起きることもあります。

このようなことを専門用語で「転移」と言います。

カウンセラーの人は「自分の抱えている悩み」と「クライアントさんの悩み」が同じ場合、カウンセラー自身は必ず「転移」が起きていないかをチェックしてください。

キネシオロジーで調べる前に必ずプレテスト（テストの前段階）をして、クライアントさんが本人ではなく他人になっていないかを確認します。


【直感】

自分でフラワーエッセンスを直感で選んでみてください。例えば、エッセンスの名前を見ないで上から見て気になる物を選んでみてください。そして、説明書を読んで納得したら飲んでみてください。また、カウンセラーがクライアントさんに同じ方法で直感で選ぶ方法は、「カウンセラーがクライアントさんに選んであげる」、「クライアントさん自身に選んでもらう」方法があります。

フラワーエッセンスを飲み慣れているクライアントさんには、まずカウンセラーが悩みを解決するフラワーエッセンスを先に選んであげて、更にクライアント自身に「自分をサポートしてくれると感じるフラワーエッセンスを1本選んでください」と選ばせてあげるのもいいでしょう。

クライアント自身がエッセンス選びに参加することで、飲む楽しみが増えるでしょう。また、クライアント自身が直感で選ぶエッセンスがキーポイントとなる1本であることも多々あります。


【ペンディュラム】


ペンディュラムで選ぶときもキネシオロジーテストで選ぶときのような注意点が参考になります。

日頃から、ペンディュラムを使って仲良くしておくことで、より早く正確に選べるようになるでしょう。

そして、時々、ペンディュラムは浄化しましょう。

♡その他の方法

ある程度フラワーエッセンスを絞りこみ、それからさらに選ぶときにボトルを持って耳元で振ってみると、自分にとって必要なフラワーエッセンスは、心地よい音に感じます。

また、手首の脈拍をチェックして、このフラワーエッセンスが必要かどうかを調べる方法もあります。カウンセラーはクライアントさんの手首の脈を持ったままフラワーエッセンスを1度近づけて頬にボトルをつけます。そして、一瞬でそのボトルを離します。そのとき、脈拍の回数や強さを調べる方法です。

脈が強くなりそのままの強さが7回以上続けば、その人に必要なフラワーエッセンスです。7回以下は必要ないと判断します。この脈診の詳しいチェックの手法はコルテＰＨＩエッセンスの講義の中で学べるテクニックの1つです。

フラワーエッセンスを選ぶときに、どんな方法でもよい面、悪い面があります。1つの手法ばかりにとらわれずに幾つかのテクニックを身につけて使い分けることがおすすめです。

♡プレテストの方法

① クライアントさんに自分自身の名前を言ってもらいます。「はい」と言う反応が出るか確認します。このときに「はい」なのでクライアントさんの力は強くなります。

② クライアントさんに他人の名前を言ってもらいます。「いいえ」と言う反応が出るか確認します。このときに「いいえ」なので力は弱くなります。

①、②のテストで正常な反応が出たらキネシオロジーテストをさらに進めます。

万が一、正常な反応が出ないときはクライアントさんは他人やカウンセラーと「転移」が起きている可能性があります。

いったんカウンセラーは部屋を出て、お水を飲んだり、その場で足踏みをするなど軽い運動をして、自分を整えてください。

そして、正常に反応しなかったときはクライアントさんが、家族やパートナーと「転移」が起きていることもあるので、クライアントさんにも念のためにお水を飲んでもらいましょう。

それから、焦らずに再度プレテストをしてください。

クライアントさんに「自分の名前」を言ってもらい再度、「転移」が起きていないか確認してからテストしてください。

それでも「転移」が解消されない場合は、その日はキネシオロジーテストで選んでも、話を聞いて選んだとしても正確なフラワーエッセンスは選べません。

そのようなときにはクライアントさんには
① プロテクション
（ヒマラヤンフラワーエンハンサーズのプロテクション）
② バウンダリー・他人との境界線を守る
（アラスカンエッセンスのホワイトヴァイオレット）
③ 他人とのエネルギーコードをカット
（オーストラリアンブッシュフラワーエッセンスのエンジェルソード）

このようなフラワーエッセンスのほうがいいかもしれません。

同じようなことがOーリングテストをしてフラワーエッセンスを選ぶときにも言えます。

キネシオロジーテストは、正しく教えてくれる指導者の下で学ぶことで、一生使えるテクニックの1つとなります。

クライアントさんがこの手法を知らなくても、すでに知っている場合でも、結果を隠したいと思っていると、テストしていても微妙な動きになることがよくあります。

また、クライアントさんが筋肉の強弱の操作を自分でしていないか、正常に反応しているかをテストしているときに確認しましょう。

このような違いがわかるようになるには、多くの人にキネシオロジーテストを実際にやることで段々とセンスが身についていきますのでぜひ練習してください。

♡初心者カウンセラーが気をつけること

初心者のカウンセラーは、自分と全く同じテーマを持っているクライアントさんを引き寄せてしまうことがよくあります。

例えば、カウンセラー自身が父親と未解決なテーマがあり、父親と疎遠状態だと、なぜか来るクライアントさんが、父親との問題で悩んでいると言うことが多いでしょう。

このようなことからカウンセラーは、自分自身が持っている問題に取り組み、解決していきましょう。

2　プラセボ（プラシーボ）効果ではない

♡プラセボ効果

フラワーエッセンスの効果はプラセボ効果（偽薬効果）と言われることがあります。

プラセボ効果とは、例えば、飴を薬と偽って服用すると、薬同様の効果が発揮されて治ってしまうことです。

フラワーエッセンスの効果もこの一種と考えられることがありますが、世界中で実際に使った人の事例や医師たちがデータをとり、そうでないことがわかっています。

例えば、子供や動物はフラワーエッセンスを与えると効果が早く現れて、プラセボ効果ではないことがよくわかります。

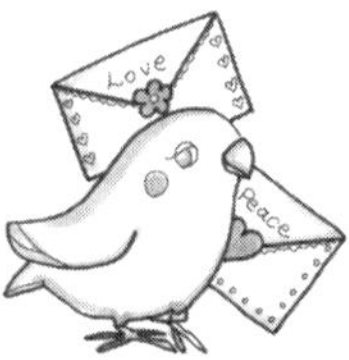

子供、動物は素直なので大人のように疑ったり、心理的な抵抗がないので反応がすぐ現れます。

つまり、心が開かれているのでフラワーエッセンスをすんなり受け入れます。

また、大人でも素直な人や繊細な人は効果を感じやすいと言われています。

♡子供は自分で必要なフラワーエッセンスを選ぶ

子供は自分で自分のフラワーエッセンスを的確に選ぶことができます。

例えば、幼稚園に通いだしたばかりの子供が、自分からフラワーエッセンスを飲みたいと要求し、親が忘れていると飲む時間だよと教えてくれるとクライアントさんが報告してくれることがあります。

また、小学生の子供を持つ母親が忙しくて、余裕がなくイライラして子供に強く当ると、子供から「ママ、エッセンス飲んでよ」と言われると笑っていました。

子供たちには、飲むよりミストタイプ（スプレー）をつくってあげると、自分で身体のまわりに必要なときにスプレーをします。また、フラワーエッセンスには、保存料にブランデーが入っているので子供に飲ませるのが心配と言う人には、子供に頭の上にフラワーエッセンスを落とすように教えてくださいとお伝えすると「子供が自分でやっています」と親から報告が届きます。

♡フラワーエッセンスの植物へ効果

そして、植物の反応も子供や動物同様わかりやすいです。

例えば、植物にお水を与え忘れて葉が萎れているときに、スプレーボトルにレスキューレメディー（エッセンス）を入れて葉にスプレーをしてみてください。

元気のない植物にフラワーエッセンスを与えると、しばらくすると葉の色も深い緑になり、生き生きとして元気になります。

通常時は植物に与えるお水の中にコルテＰＨＩエッセンスのキューバオーキッドエッセンスを入れてあげてください。植物の成長と健康を促進してくれます。

3　どのようにしてフラワーエッセンスの効果がわかるの

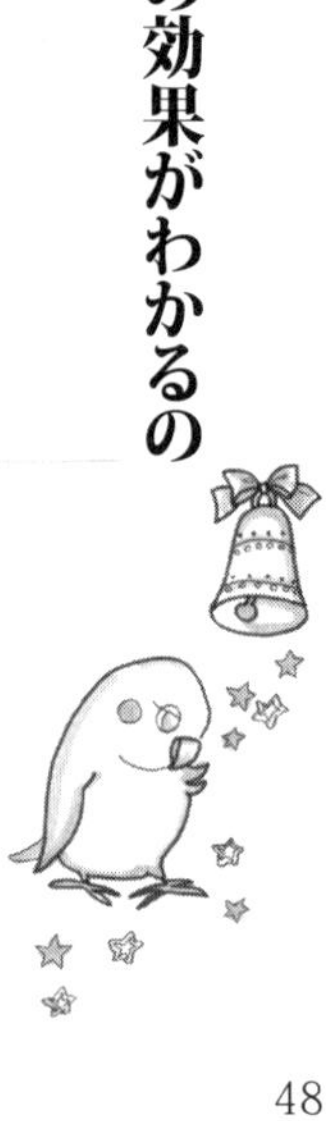

♡つくり手たちの体験

フラワーエッセンスのつくり手たち（プロデューサー）は、フラワーエッセンスをつくろうと思った段階で、つくるフラワーエッセンスの特徴を事前に体験することがあると言っています。

つまり、フラワーエッセンスが出来上がり、どのようなエッセンスだろうと飲用します。すると、自分自身がつくる少し前に体験していた問題を癒すフラワーエッセンスができたと述べることがあります。

♡フラワーエッセンスをつくっているときにやること

フラワーエッセンスをつくっているときにやることは、まず、そのお花をよく観察します。

そして、特徴をしっかり絵に描きます。

または、写真に撮っておきます。そして、お花の情報も書いておきます。

お花の色は何色。咲いている場所。お花の咲いている向きは天に向かって咲いている。茎には産毛のような物が付いている。太い茎。地面をはうような植物。このような特徴は、そのお花の持っている性質と共にフラワーエッセンスの特徴とも同じだからです。

また、フラワーエッセンスをつくっているときに、聞こえる音や体験（動物たちが寄ってくるなど）もそのフラワーエッセンスの持っている象徴になることもあります。

フラワーエッセンスをつくっている最中に、そのお花から、エンジェル、妖精に繋がりチャネリングでフラワーエッセンスの特徴などのメッセージを受け取る場合もあります。

♡フラワーエッセンスが私たちの手に届くまで

フラワーエッセンスができあがった後には、そのフラワーエッセンスを飲み、感じる感覚をメモしておきます。それを、自分だけの経験としないで、多く人に飲んでもらいそのエッセンスの持っている情報をリサーチします。そして、さらに継続して飲んでみます。

多くの人が同じ感想や反応をする場合、それがそのエッセンスの特徴になります。

そして、このような過程を経てからフラワーエッセンスは販売されます。

販売されてからも飲んだ人からの感想のフィードバックで更に新しい情報がわかることもあります。

これがフラワーエッセンスがつくられてから、私たちの手に届くまでの流れです。

フラワーエッセンスづくりは、誰でも上記のような手順を踏めばつくることができます。

いたってシンプルな作業ですが繊細さも要求されます。例えば、すでに何ℓものつくったフラワーエッセンスを廃棄して、もっとよりよい物をつくり直したというエピソードを持つブランドもあります。

4　フラワーエッセンスの歴史や知識

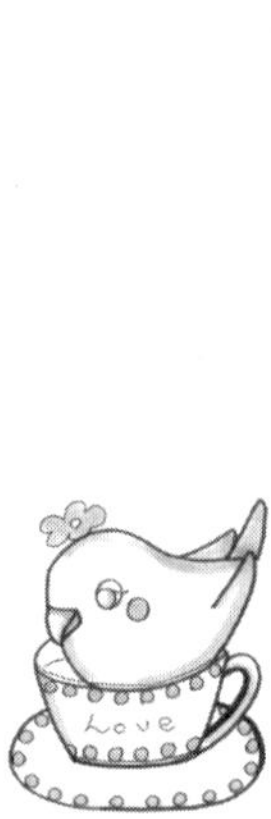

♡フラワーエッセンスの歴史

フラワーエッセンスを体系化した人物はイギリスの医師のエドワード・バッチ博士です。

しかし、フラワーエッセンスの歴史をもっと遡ると３０００年前にエジプトで、そのような治療薬が使われていた記録があります。

また、ヨーロッパでも１０００年前にエジプトで使われていた記録も残っています。そして、バッチ博士以前にもお花の露を集めてヒーリングをしていた人もいます。

ヒルデガルドビンゲン（１０９８~１１７９）や、16世紀に活躍した医師、パラケルススもお花の露を使い病気の人を癒し治療していました。

また、フラワーエッセンスの歴史は、日本やインドなどにもあったと言われています。

♡植物の見た目からその植物がどのような性質なのかわかる

植物は外的な特徴からある程度、その植物がどのような性質を持った物かを理解することができます。

例えば、バッチフラワーレメディー（エッセンス）のウォーターバイオレットは水辺に咲いています。

このフラワーレメディー（エッセンス）は1人を好み、人と心理的な距離をとる人に有効です。

また、オーストラリアンブッシュフラワーエッセンスのフランネルフラワーはお花に触ると、まるで上質なベルベット生地のようでずっと撫でていたくなるような手触りのお花です。

このフラワーエッセンスは触れられることを嫌がっている人に有効です。

♡フラワーエッセンスは４大元素からできている

パラケルススは著書「奇蹟の医の糧」の中で、太陽（火）を通さなかった医薬は、役にたたない。火によって、人間に役に立つ物に生まれ変わると述べています。

フラワーエッセンスは自然界の４大元素からできています。

① お花を育てる大地（土）
② お花が育つための空気、太陽、水（風、火、水）
③ お花のエネルギーを保持する水（水）

♡アボリジニーの知恵

１９９２年にフラワーエッセンスの国際会議がありました。

オーストラリアンブッシュフラワーエッセンスの創始者のイアン・ホワイト氏は、オーストラリアの原住民のアボリジニーの長老が精神疾患の人を、お花の治療で治す話をしました。

その方法は、まず地面を掘り、石炭や木の皮を入れて、その人にカンガルーの皮をまとわせて、首まで埋めるそうです。

そして、その中にお花を入れて水を垂らし、サウナのような方法で治療をするそうです。

これで、その人は名前が変わる、魂が新しくなるぐらいに、強力に作用すると言っています。

また、オーストラリアンブッシュフラワーエッセンスの中にボアブのお花でつくられたフラワーエッセンスがあります。

アボリジニーは出産時にボアブのお花の開花の時期と重なるときには、地面に穴を掘り、そこにボアブの花を敷き、しゃがんでボアブのお花のベッドの上に赤ちゃんを産み落とす風習があるそうです。

このボアブのフラワーエッセンスは何世代に渡って受け注がれたネガティブな家族のエネルギーパターンから浄化してくれます。

このボアブの木は子供の木が親の木に飲み込まれてしまうので、親の影響から逃げられないことを暗示します。

♡アンジェリックエッセンスの契約解除エッセンス

私たちは自分が生まれる前に自分の人生を決めてくると言われています。

両親、健康状態、生命力の強さ、パートナーシップ、経済状況などです。

しかし、決めてはきたけれど、これらはもう今の自分に必要ないと感じたら解除するエッセンスがあります。アンジェリックエッセンスのクリアリングコントラクトです。クライアントさんについてくる子供がこんな話をしてくれました。「お空からママを見ていたの。ママは1人でショッピングをしていたの。そして、ママはかわいくて、優しいから、ママに決めたの」。ママの腕の中で幸せそうに話してくれました。この話を聞いているだけで、暖かい気持ちになり、空間には幸せがたくさん広がりました。

5　フラワーエッセンスと偉人

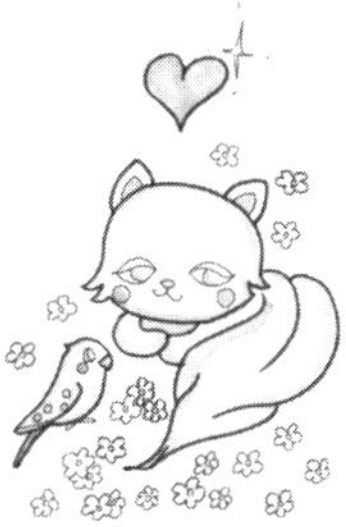

♡ルドルフ・シュタイナーとバッチ博士との関わり

ルドルフ・シュタイナーとバッチ博士との関わりについてこのような情報があります。

バッチフラワーエッセンスの創始者エドワード・バッチ博士は、イギリスで行われたルドルフ・シュタイナー（1861年〜1925年）の花治療的効能について研究していて、ルドルフ・シュタイナーの講演に出席していたのではないかと言われています。

そうであれば、エドワード・バッチ博士がなんらかの影響を受けているのではないかと考えられます。

ルドルフ・シュタイナー氏は神秘思想家、人智学（アントロポゾフィー）創始者、哲学博士です。シュタイナー教育、バイオダイナミック農法を考えたことでも知られています。

♡ヨガナンダ師とスピリットインンネイチャーエッセンスとの関わり

インドの聖者のパラマハンサ・ヨガナンダ師（１８９３年〜１９５２年）と関わるフラワーエッセンスがスピリットインンネイチャーエッセンスです。

ヨガナンダ師は食べ物にも心があり、新鮮な食べ物は、プラーナ（生命力）が強いと説いています。また、色々な食べ物の心理的、霊的性質をあげて、「私たちが食べ物を食べることは、栄養素だけでなく、波動と言うビタミンを吸収している」と述べています。

例えば、ラズベリーは共感。グレープは愛。ペアー（洋ナシ）は平和。アップルは健康などです。これらの食べ物の波動の情報を元に、スピリットインンネイチャーエッセンスのリラ・デイビー・ストーン女史が「野菜やフルーツのお花」を使いフラワーエッセンスをつくっています。

リラ・デイビー・ストーン女史はパラマハンサ・ヨガナンダ師が晩年を過ごしたアーナンダコミュニティーで過ごした経験を持っています。

私たちが急に食べたくなる野菜や果物は、栄養素の不足で欲する場合と、波動を必要としている場合があるでしょう。

食べたいなと思う野菜やフルーツがあるときは、それらを積極的に取り入れてみましょう。

3章

心も体も美しくなるための有害重金属の知識とデトックス

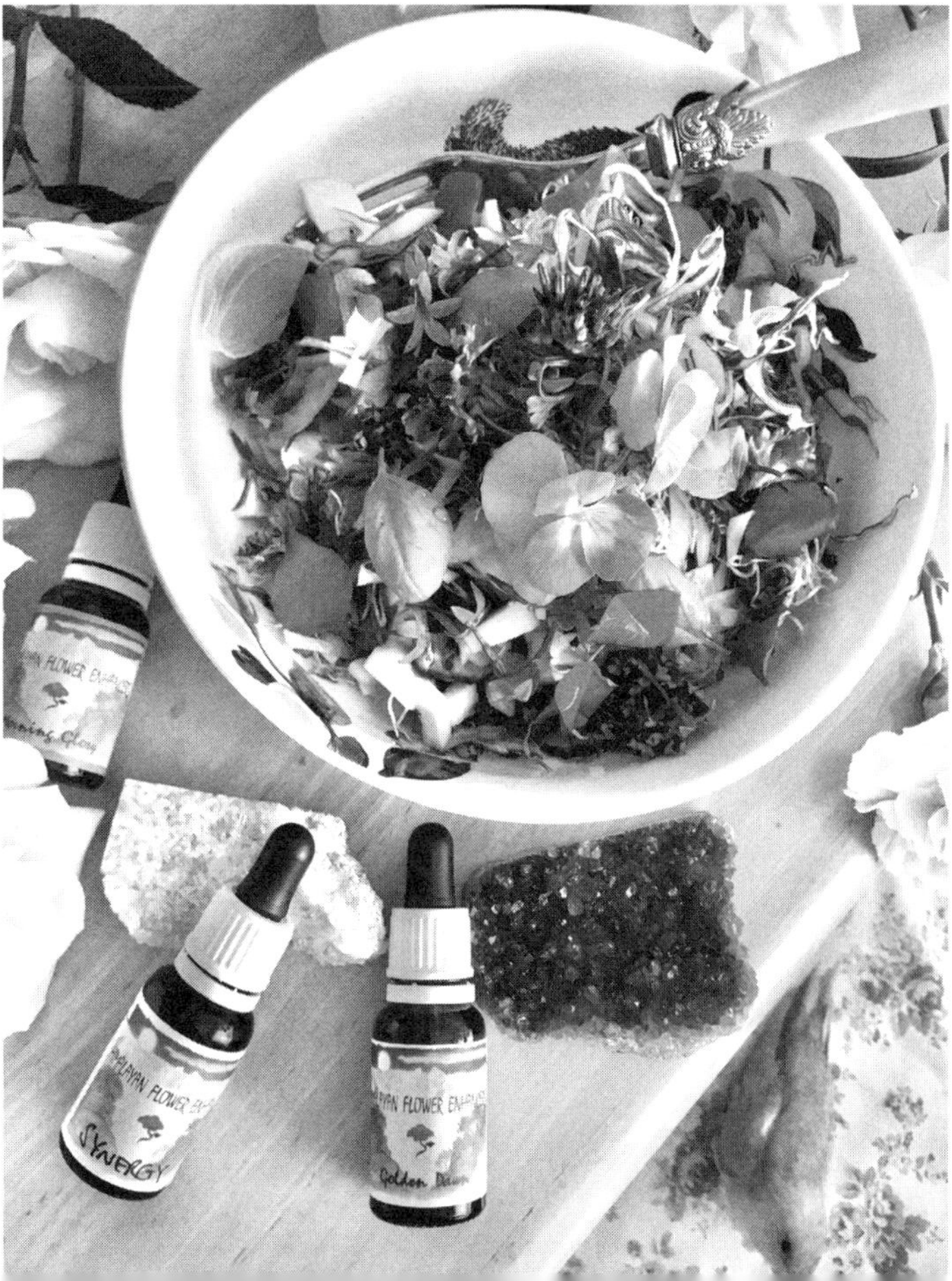

1　有害重金属とは

♡有害重金属

心と体を美しく健やかに保つのに有害重金属（有害ミネラル）が体内に蓄積されているとよくありません。有害重金属には水銀、カドミウム、ヒ素、鉛、アルミニュウムなどがあります。

○水銀

大型の魚、歯の治療に使うアマルガム、ワクチンに添加されているチメロサール、メチル水銀など。

○カドミウム

タバコ、排気ガス、水銀体温計、ニッケルカドニウム電池、輸入の乾電池、輸入のボタン電池、合成樹皮製品、車のタイヤの摩擦粉塵、お米など。

○ヒ素

残留農薬、飲料水、防腐剤、防カビ剤、排気ガス、産業廃棄物など。

○鉛（なまり）

古い水道管を通る水、毛染め、塗料、画材、輸入の乾電池、アクセサリーなど。

○アルミニウム

アルミの調理器具、アルミ缶、アルミホイルなど。

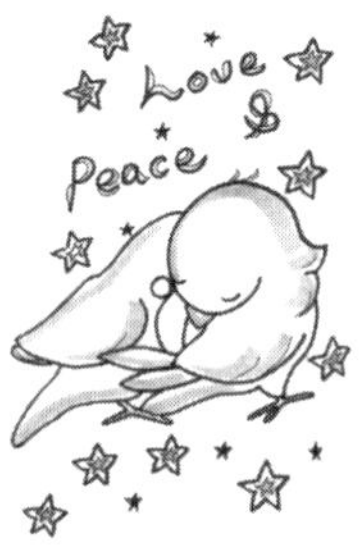

私たちが便利で使う製品の中にはこのような有害重金属を含んでいるものが多くあります。だからこそ、それらを捨てるときは、住んでいる地区のルールに従って正しい場所に捨てることが大切です。

そして、有害重金属の汚染から環境を守ることで動植物が守られてその結果、私たち人間も守られるのです。

♡体内に溜まった有害重金属をデトックスするとき

有害重金属のデトックスをするときは、必ず医師や専門家の指導のもと、負担がかかる臓器の肝臓、腎臓を生体科学でサポートしましょう。

オーストラリアンブッシュフラワーで、アイソポゴンが有害重金属の排泄をエネルギーレベルでサポートします。同ブランドのコンビネーションエッセンスのピュリファイングなどもおすすめです。

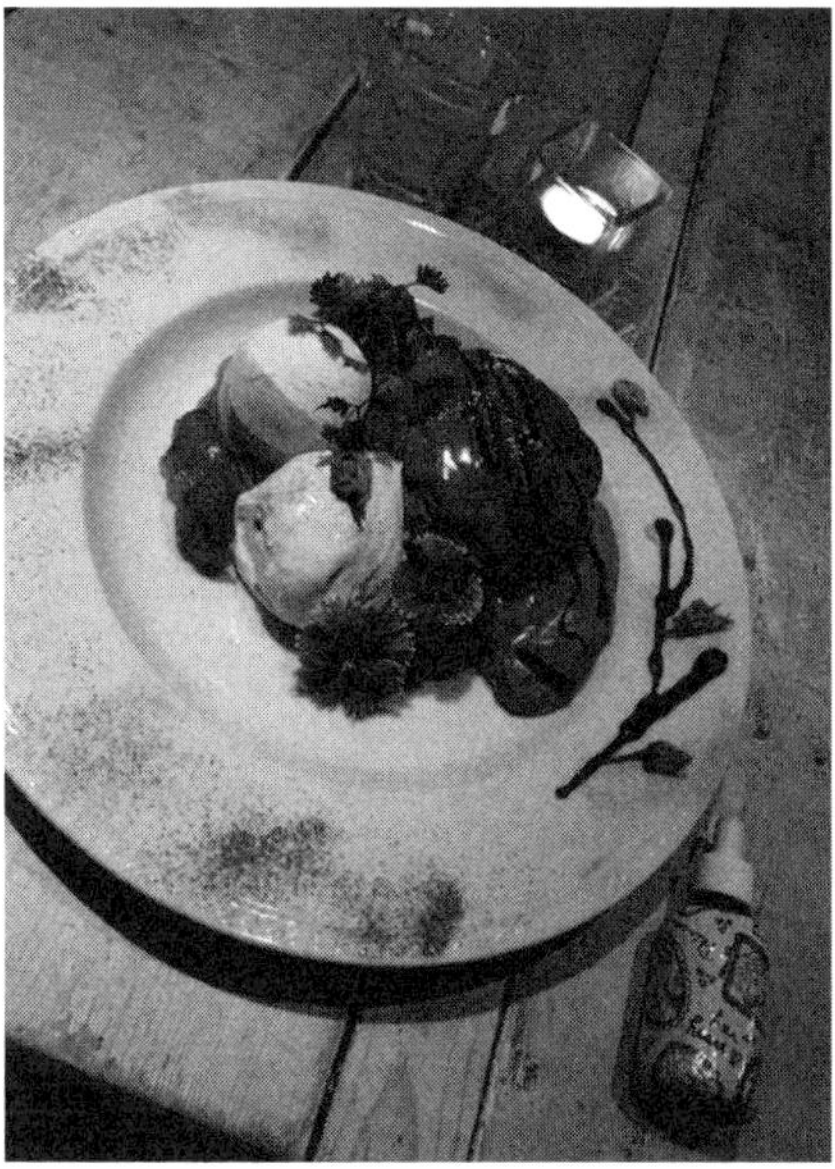

2　水銀とは

♡水銀の体内蓄積量が多い日本人

日本人は神経毒性が最も強い水銀の体内蓄積量が他国の人と比べると多いと言われています。

水銀の影響は頭痛、難聴、痛み、吐き気、たんぱく代謝が落ちてアミノ酸が利用できずに疲れやすい、うつ状態、細胞再生能力が落ちて肌の老化、アトピー性皮膚炎、アレルギーなどの影響をおよぼすこともあると考えられています。

また、水銀は25度以上になると蒸発するので、大気中から皮膚や呼吸器系を通して体内に取り入れてしまいます。

大気中の水銀は雨などによっても土壌、地下水、海、川に影響を与えて、ゆくゆくは生物もその影響を受けます。

しかし、それよりも魚介類から体内に入ってくる割合はそれをはるかに上回ります。そして、小型の魚より大型の魚ほど食物連鎖を重ねた結果、水銀量が高くなります。

まぐろ、ツナ缶、メカジキ、ブリ、キンメダイ、カツオを食べるのが多い人は、定期的に専門家の指導の元で有害重金属のデトックスを行うことがおすすめです。

自己流に行うことは今、体内で何が起こっているかわからないのでおすすめしません。

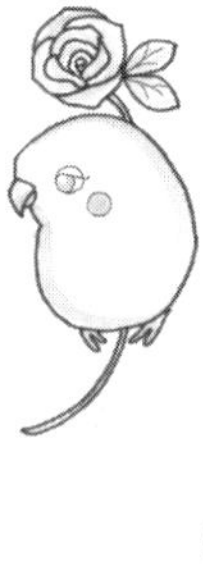

♡有害重金属のデトックス時におすすめのフラワーエッセンス

有害重金属のデトックス時には医師や専門家のすすめるサプリメントやハーブを飲みながら
①　有害重金属の排出促しをサポートするフラワーエッセンス
②　肝臓、腎臓などの臓器をサポートするフラワーエッセンス
をエネルギーレベルでサポートする物を飲みましょう。

コルテPHIエッセンスのスポンジは腎臓、肝臓をエネルギーレベルでサポートして毒素を減らします。同ブランドのライオンフィッシュもおすすめです。

また、水銀は体を内部から温めると脂肪の汗と共に排出されます。健康な人は岩盤浴、遠赤外線サウナなどもデトックスのときに行うといいでしょう。

そして、水銀がダイエットと関係しているとも考えられています。

つまり、水銀は脂肪やたんぱく質に蓄積されやすく、体内の水銀量が増えると代謝機能が落ちて脂肪が燃えにくくなり太りやすくなるという考えがあります。

排出を促す食材は海藻類、きのこ類、コリアンダー、大根、長ネギなどがあります。

♡大型の魚と小型の魚の水銀保有量の違い

アジやいわしなどの青魚などの小型の魚は体内に入る水銀摂取量が抑えられます。

しかし、大型の魚は美味しさや栄養素の面からみると、よいところもたくさんあります。

しかし、日常的には小型の魚を中心に食べて、時々大型の魚を食べることを心がけるとよいでしょう。

目安は一切れ（60～80グラム）を週2回以内にするのが理想です。

また、水銀は高温で調理してもなくならず体内に蓄積されます。

妊娠中の人やこれから妊娠を考えている人は、水銀の蓄積量が少ない魚を食べるほうがよいでしょう。

また、妊娠を考えている人はパートナーと一緒に事前に体内の水銀量を医師や専門家に調べてもらい必要であればデトックスをするといいでしょう。

その理由は、最近は男性側の問題で妊娠できないことも増えていると言われているからです。

♡子供への影響

大人より子供は毒素（有害重金属、化学物質）の吸収率が高いのでより影響が大きくなります。

そして、自閉症やＡＤＨＤ（注意欠陥多動性障害）と言われる子供たちの体内に水銀量が多いと言われています。

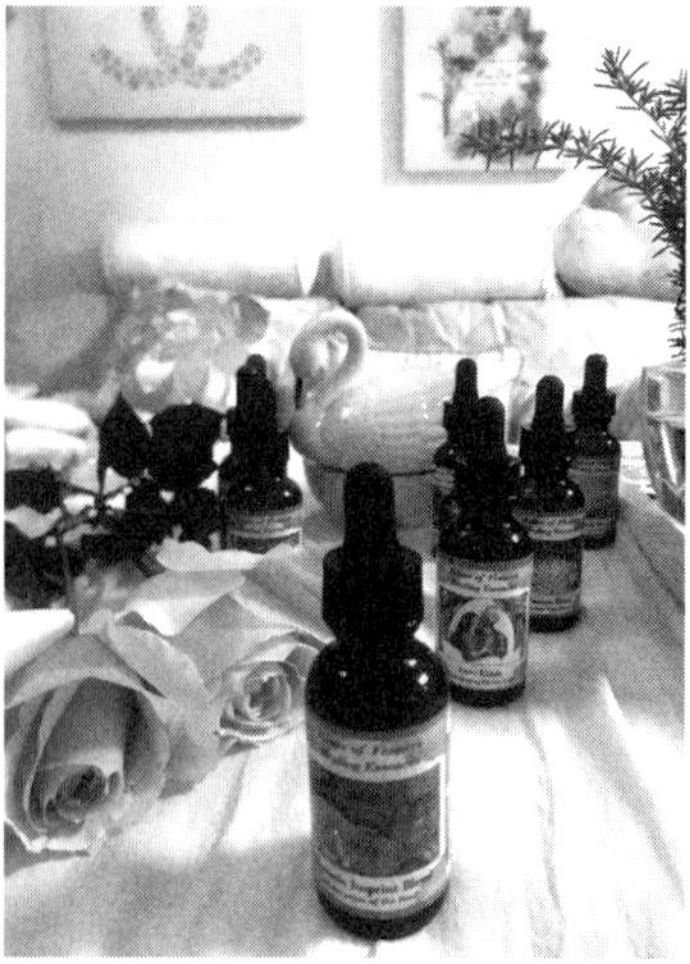

3　歯のこと

♡歯の詰め物にご用心

歯の詰め物を見直してみましょう。

歯の詰め物にパラジュウム、アマルガムなどが入っている人で、心身の不調が続くときには自分の身体に合う詰め物を調べることができる専門の歯科医師に調べてもらいましょう。その場合、治療の過程も大切です。

口の中に入っている有害重金属の詰め物を取りたい人は、その有害重金属を治療中に吸い込む可能性があるので、それらを理解し注意して行ってくれる専門の歯科医師を探してください。

また、歯科治療のときに私自身が歯科医師に聞いたのですが、血が出るような治療のときは治療前に納豆を食ると血が出にくくなるそうです。ビタミンKが止血の作用をします。

サプリメントですと、クロレラ、スピルナ、青汁（ケール）などです。

そして、歯科医療に行くときには、生理が始まった日を1日目とすると、12日目から14日目はホルモンのエストロゲンの影響で痛みを感じにくいときなので歯科治療に行くといい時期です。

また、歯科治療にいくのが怖い、不安なときにはコルテＰＨＩエッセンスのムーンストーン、ＲＱ７などを行く数日前から試してみてください。

そして、歯の問題はエネルギーレベルでは抑えた攻撃性を表し、活力と生命力とも関係します。また、攻撃性の過多と欠如はどちらも同じ性質と考えられます。そして、寝ているときに歯ぎしりをする人は、感情レベルで行き場のない攻撃性を持っていると言われます。コルテPHIエッセンスのアグレッションオーキッドが攻撃性をエネルギーレベルで沈静化、変容させます。歯ぎしりにはFESのスナップドラゴンがエネルギーレベルでサポートします。

攻撃的で皮肉や批判に満ちた話し方の人にもよいフラワーエッセンスです。

パワーオブフラワーヒーリングエッセンスのスピークイージーが歯科治療、歯の矯正、あごの問題をエネルギーレベルでサポートしてくれます。

♡カルシウム、マグネシウム、ビタミンD、ビタミンKの役割

カルシウム、マグネシウムが不足すると虫歯になりやすくなります。

また、閉経後の女性は骨粗鬆の予防にカルシウム、マグネシウムを多く含む食材を日常的に取る習慣をつけましょう。

コルテPHIエッセンスのフードコーラルは身体的な構造や骨組みをエネルギーレベルでサポートします。オーストラリアンブッシュフラワーエッセンスのガイミアリリーは骨折や骨粗鬆症、背骨、背中の痛みをエネルギー的にサポートします。

そして、カルシウムはビタミンD、ビタミンKと一緒に取りましょう。

ビタミンDは太陽光を浴びることで皮下でつくり出されます。

外出ができない人がいる場合は、医師や本人と相談して大丈夫だった場合のみ、季節のよいときに朝や夕方の紫外線が弱い時間に窓を開けて日が差し込むようにしてあげてください。このとき、日焼け止めをつけた状態や服で覆いすぎては効果はありません。

太陽光を浴びると暖かくなり心地よくなります。これはミトコンドリアが元気になるからです。太陽光（電磁波）はミトコンドリアのエネルギー源の1つだからです。家の中だけにいると気分も下がり、モヤモヤしてきますが、このようなことからです。

ビタミンDは脂肪組織に補足されるため、肥満の人はビタミンD不足にもなりやすいです。

そのために、紫外線の少ない早朝のウォーキングで太陽光を浴びるといいでしょう。ビタミンDはエネルギーレベルでは勇気を持ち強くなり、自信が持てるようになります。そして、他人の考えにも耳を傾けられるようにしてくれます。ビタミンDは食材では、きのこ類から取ることができます。

ビタミンKはカルシウムを骨から溶け出すのを抑えます。骨を強く保つのに必要な栄養素です。そして、食材では、ほうれん草、しそ、アルファルファ、納豆、チーズなどから取ることができます。

そして、マグネシウムが不足すると骨からカルシウムが血中に流れ出します。

忙しくて加工食品を取ることが多い人はマグネシウムも不足しがちになります。

マグネシウム不足では、血圧が高くなる、疲れが取れにくく、こむら返り、筋肉がつりやすくなります。また、マグネシウムが少ないと骨折のリスクも高まります。

そして、筋肉が収縮する度にマグネシウムは使われます。

また、ジェルタイプの身体につけるマグネシウムがあります。肩コリの人は肩に、関節が硬い人は関節に塗るといいでしょう。

マグネシウムを補給するときにサプリメントを飲むより、吸収しやすいのは皮膚にマグネシウムの入ったクリームやジェルを塗ることです。

ふくらはぎにつけるのがおすすめです。

マグネシウム不足には、アーモンド、カシューナッツ、かぼちゃの種をおやつとして加えてみてください。

どのサプリメントもそれだけ取ってもうまく働きません。バランスのよい食事、つまり他の栄養素と一緒に取ることでより効果を発揮します。

つまり、サプリメントは補助的な物と考えましょう。

家事、子育て、仕事など忙しくなってきて食事に加工食品が多くなってきたときこそ、意識してバランスよい食事に戻すように心がけてみてください。

また、チョコレートをいつも食べたくなる人もマグネシウム不足であることがあります。

マグネシウムは神経をリラックスさせるので、ベッドに入って1時間～2時間過ぎても眠れない人は、午前中、午後の早い時間にマグネシウムクリームやジェルをふくらはぎに塗ったり、マグネシウムを朝晩の食事で取り入れてみてください。

4　その他の有害重金属のこと

♡カドニウム・ヒ素・鉛・アルミニウム

有害重金属は水銀以外にもあります。

○カドニウム

カドニウムはイタイイタイ病の原因と言われていました。

カドニウムはタバコに含まれています。カドニウムは体内から排出しにくく、腎臓に少しずつ蓄積します。腎臓はエネルギーレベルで人間関係の調和、パートナーシップがテーマです。また、不安の感情ともエネルギーレベルで関係している臓器です。

カドニウムは土壌に溜まるのでお米の外殻からも検出されることがあります。

電気器具や携帯電話などにはニッケルカドニウム乾電池が使われているので、ゴミとして捨てないようにしましょう。それらを捨てるときはリサイクル回収しているところや指定回収日に指定場所に出すようにしましょう。

排出を促す食材は、ごぼう、海藻類、りんご、コリアンダー。

○ヒ素

ヒ素は農薬、除草剤、殺虫剤、塗料、防カビ剤などに含まれています。

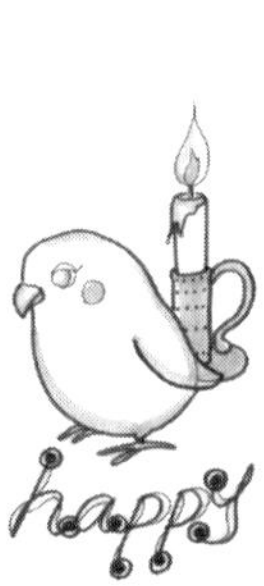

ヒ素が体内に蓄積すると中枢神経に悪影響を与えます。症状として、疲労感、倦怠感、手足の灼熱感、しびれ、頭痛、慢性的な眠気の症状があります。

排出を促す食材は、にんにく、海藻類、コリアンダー、きのこ類、長ねぎ。

○鉛

鉛は水道水、排気ガスなどに含まれています。交通量が多い場所で働いている人の体内に蓄積量が多いと言われています。鉛は腎臓に蓄積します。鉛は血中のヘモグロビンの合成を阻害するので、貧血になりやすくなります。そして、鉛が脳内に入るとイライラ、不安感が強くなります。

鉛が骨に蓄積するとカルシウムと銅が血液中に溶け出して、免疫機能やホルモンの分泌にも悪影響を与えてしまいます。そして、発達中の神経系にも影響を与えます。

排出を促す食材は、ごぼう、コリアンダー、きのこ類、長ねぎ、大根。

○アルミニウム

アルミニウムは、アルミの鍋、缶、アルミホイルなどで使われています。

アルミニウムは毒性があり、息切れや胃腸障害を引き起こします。

ベイキングパウダーのミョウバンにもアルミニウムが入っています。

アルツハイマー病の患者の脳細胞神経にアルミニウムが多く溜まっていることが指摘されています。なるべくアルミニウムの調理器具を日常的に使わない工夫をしましょう。

排出を促す食材は、ブロッコリー、玉ねぎ。

5　有害重金属を体内から少なくする方法

♡必須ミネラルを取る

有害重金属は必須ミネラルを取ることで有害重金属を排出したり、吸収することを妨ぐことができます。

例えば、体内に限られた数の椅子があるとします。すると、有害重金属と必須ミネラルがその椅子を取り合っている状態が起きていると考えてください。

このようなことから、特定の有害重金属のデトックスをしたときは、それと拮抗する必須ミネラルを取り入れてください。

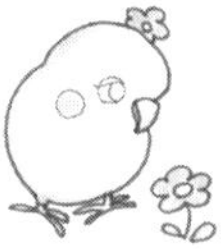

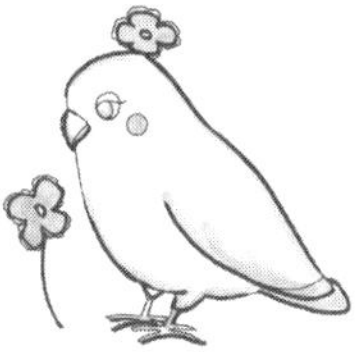

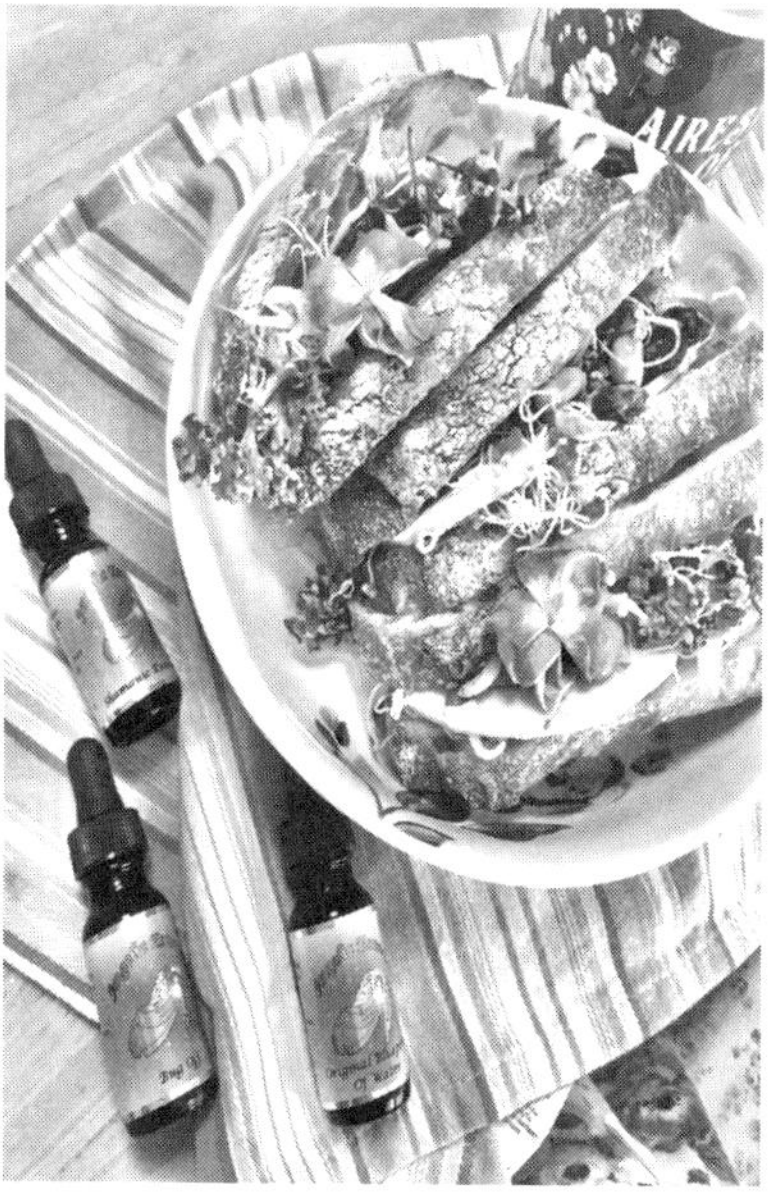

♡有害重金属と拮抗する必須ミネラル

○水銀はセレン（セレニウム）、カルシウム、亜鉛
○カドミウムはセレン（セレニウム）、鉄、亜鉛、カルシウム、マグネシウム
○ヒ素はセレン（セレニウム）
○鉛はセレン（セレニウム）、鉄、亜鉛、マグネシウム

拮抗する必須ミネラルが不足すると不足がないときと比べると有害重金属が体内に多く蓄積されます。

コルテＰＨＩエッセンスのアマゾンマッシュルームＮｏ１は有害重金属をエネルギーレベルで排出をサポートします。デトックスをするときには、エネルギーレベルで排出をサポートするエッセンスと同時に、有害重金属を排出するときに負担がかかる肝臓、腎臓をエネルギーレベルでサポートするエッセンスも一緒に飲むことがおすすめです。

同ブランドですとシーエッセンスのスポンジ、ライオンフィッシュなどです。

♡セレン（セレニウム）値が下がると

年齢を重ねると血液中のセレン（セレニウム）値が下がります。これにともなって認知機能も低下するという研究結果があります。

セレン（セレニウム）は食材ですとごま、桜えびに含まれています。

6　お水を飲む大切さ

♡お水の役割

お水は血液の流れをよくして、毒素や老廃物の排出を促がします。

また、お水で喉が潤っていると、菌やウイルスの影響も受けにくくなります。

そして、足がつりやすい人は水分不足と必須ミネラルが不足で症状が起きることもあります。

私はクライアントさんに必要なフラワーエッセンスを選ぶときにはキネシオロジーテストで調べ選ぶことが多いです。

このときに、クライアントさんが水分不足でキネシオロジーテストの反応が正常にでないときがあります。

そのときにクライアントさんに「お水を飲んでくださいね」と言うと「お茶を飲んでいます」と答える人がいます。

お茶、紅茶、コーヒー、ジュースはお水とは違います。

そして、お茶、コーヒー、ビールなどはお水と違い飲みすぎると、反対に脱水症状になります。

特に、夏場や、スポーツ、温泉、岩盤浴、サウナ、ホットヨガ、ダンス、ジムなどで汗が出た後には、お水で身体を潤してください。

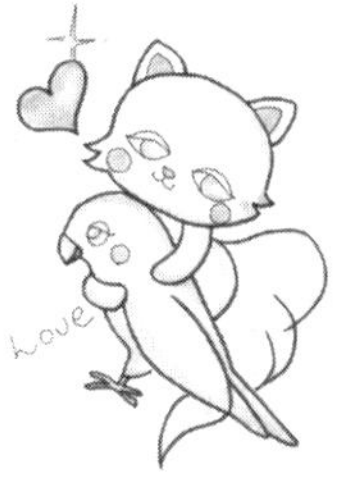

特定の持病のある人は脱水が原因で身体の危険度が上がるので注意してください。

また、飲み物はまず、血液中に運ばれます。そして、リンパ系によって毒素が取り省かれます。

このときに、毒素がリンパ系で処理できる許容範囲を超えるときに、身体はバランスを崩します。

♡体内の水分割合

私たちの体は乳幼児で80％、成人は60〜70％、高齢者は50〜60％が水分です。

そして、全身の細胞約60兆個の細胞に必要な水分は60分に１００〜２００mlです。ちょうどカップ１杯ほどです。

つまり、全身の細胞が喜ぶタイミングは60分ごとにカップ１杯のお水を飲むことになります。

健康な人が飲む理想的な分量は１日１・７ℓ前後です。

高齢者でも、１ℓ前後です。

また、１日に汗腺、肝臓、その他の排出器官からは４ℓの水分が排出されます。だからこそ、水分を定期的に補うことが大切です。

そして、お水も汚染されていない、お水が理想です。

特に持病のある人や病気のときなどは、質のよいお水を飲むことは大切です。

質のよいお水でないと、せっかくお水を飲んでいても、うまく身体に吸収されないと言われています。

♡お水は情報を保持する

フラワーエッセンスをつくるときに、お水にお花を浮かべ太陽光を当てると、お水にお花の情報が入りフラワーエッセンスがつくられます。

お水がお花の情報を記憶するならば、ネガティブな情報もお水の中にはエネルギーレベルで入っていると考えられます。

浄水器などでお水を浄化するのはもちろんですが、お水のネガティブなエネルギーの情報を消すことも大切です。

手持ちのどんなフラワーエッセンスでも、お水に入れるだけでエネルギーは高くなり変化します。

アンジエリックエッセンスの中に、お水が発生した際の原初の青写真（ブループリント）のエネルギーが入ったブループリント オブ ウォーターがあります。私たちの肉体やこの世界に健康と健やかさをもたらすエッセンスです。

また、同ブランドのラブアンドサンクストゥウォーターは水を浄化し、癒し、波動を上げます。

♡アンチエイジングの視点から見てもお水は生命力をサポート

生き生きとした生命力には、血液とリンパ液が関係します。

血液とリンパ液がよい状態であることが大切です。つまり、体内にある水分の質で生命力が変わってきます。お水は飲むと胃から腸へ30分ほどで進み、吸収され、血管から全身の細胞に送られます。

♡自分の身体の感覚を大切に

ただ、水分の摂取は大切と言っても体に不調がある人は違います。水分の取りすぎは腎臓に不調がある人は体の外に排出されにくく、心臓の不調のある人は心臓の状態が悪化しやすくなります。また、必要以上の量を飲むと冷えやすくなりますし、体内のナトリウムも低くなってしまいます。そして、お水を必要以上に飲むと尿が出にくくなります。つまり、血液と体液を薄めてしまい、そして、血液を水分で薄めないように血液から余分な水分が出されて、むくみの原因となります。

何事もよいと言われている情報でも自分には合わない場合がありますので、情報だけに捉われずに必ずデメリットを調べ、身体の様子を見ながら自分の感覚を大切にしてください。

また、よいと言われたことがその後、効果がないとわかることもあります。こまめに新しい情報に関心を持つことも大切です。

♡朝はお水にレモン

レモンはアルカリ性食品でデトックス中に体内のphを整えるのを助けてくれ、デトックスをする際にも負担のかかる肝臓、腎臓も守ることができます。

そして、食事のときに飲むお水にレモンを入れると血糖値の上昇が緩やかになります。また、レモンが時計遺伝子の活動を高めるのではないかと言われています。つまり、朝、起きたときにレモンを絞ってお水を飲むことで、臓器が正常に動きだす可能性があると言うことです。

レモンのエッセンスがコルテPHIエッセンスにあります。すべての層のオーラを浄化して、頭の中をすっきりさせて体の活力を取り戻し魂の回復させてくれます。毎朝、レモンとレモンのエッセンスを生まれ変わった気分で1日のスタートを始めるのに入れてみましょう。

そのときに目覚める香りのハーブのミントの葉を入れてのもいいでしょう。

また、時計遺伝子は身体のリズムを決めています。朝起きるのが苦手な人にFESのモーニンググローリーが体内時計をエネルギーレベルで整えてくれます。

♡お水の質をチェックする方法

お水を飲んだ後、1時間以上トイレに行かず、飲んだお水の量よりも出た尿が少ないと質のよいお水と判断できます。

また、電気のポットでお水を沸かすと水の分子構造が変わりますので、火を使いガスコンロでお水を沸かす方法がおすすめです。

そして、シュンガイトと言う石があり、お水をエネルギーレベルで浄化します。

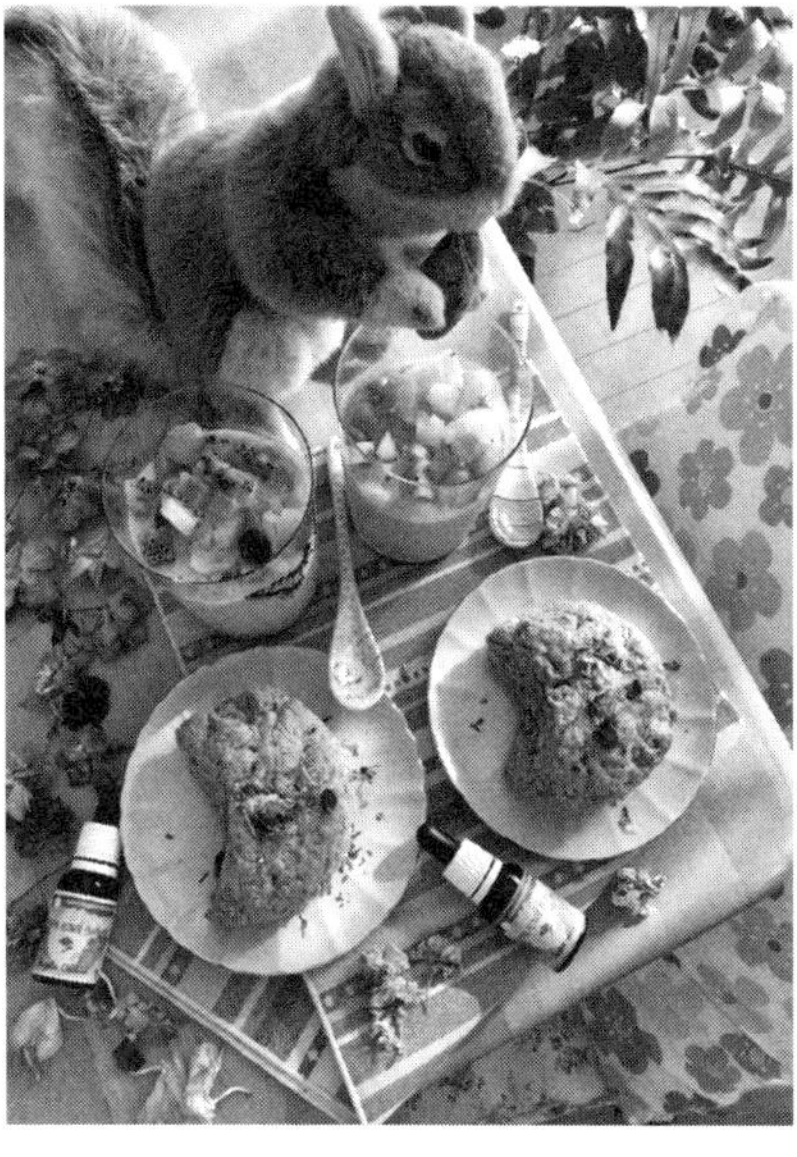

【パワー オブ フラワーヒーリング エッセンス シングルエッセンス】

○毒素をエネルギーレベルで身体から排出。★アップルブロッサム
○月経に関わる問題をエネルギーレベルで和らげる。★ブラックコホッシュ
○セクシュアリティにおける霊性を浄化、再生、バランス、絆。★カラリリー
○右脳、左脳をエネルギーレベルでバランスをとる。★フィグ
○不感症、生殖器に関わる問題をエネルギーレベルで癒す、トラウマをエネルギーレベルで軽減。セクシュアリティの情熱をエネルギーレベルでサポート。★ハイビスカス
○過剰に活性化しているアドレナリンの流れをエネルギーレベルで沈静化。★ラベンダー
○摂食障害に苦しむ人、年齢や身体について不満がある、閉経後の変化をエネルギーレベルでサポート。★マンザニータ
○官能性、神聖なる生殖エネルギーを促進、性的中毒、性的虐待の癒しをエネルギーレベルでサポート。セクシュアリティに関わる古いパターンや滞った、また暗いエネルギーを高い波動にエネルギーレベルでサポート。★オーキッド
○免疫系に関わる問題をエネルギーレベルでサポート。★パッションフラワー
○母親との問題を見出す。★ポメグラナイト
○優雅に年老いていくことや老年齢の微細な優美さを尊重する助けに。
★クィーンオブザナイト
○中毒をエネルギーレベルでサポート。執着を認識してネガティブな思考パターンや自ら害となる習慣を取るように。飲酒、タバコの習慣的行為からエネルギーレベルで解放されるように。★セージブラッシュ
○父親との関係を癒す。★サグアロカクタス
○カイロプラクティックや他の調整ワークに使用。★シルバーソード
○高齢者や老齢や病や精神的な落ち込みによる喜びに欠如、エネルギー不足をエネルギーレベルでサポート。★ジニア
○目標達成のために、休むこと、食べること、社会的な繋がりを後回しにするとき。
★アロエベラ
○繰り返されるパターン、習慣、ネガティブな行動の問題の核心やその原因の理解。
★ブラックアイドスーザン
○発話機能や思考回路がメンタル体と統合されていない人をエネルギーレベルでサポート。★コスモス
○エネルギー不足に。★ライラック
○女性の更年期、生理周期のバランス調整をエネルギーレベルでサポート。食事に対する問題をエネルギーレベルでサポート。生殖機能をエネルギーレベルで回復をサポート。（妊娠初期の人は飲まないでください）★マグワート
○過食、拒食というかたちで食物を拒絶するのをエネルギーレベルでサポート。
★パシフィックマドロン
○眠りにくいときにエネルギーレベルでサポート。★フロックス
○夢と眠りをエネルギーレベルでサポート。瞑想、休息の質も高める。悪夢を見たときに。★プルメリア
○羞恥心、罪悪感、判断、批判することを浄化。★ポンデローサパイン
○深い悲しみが肺に不調をおこしているときにエネルギーレベルでサポート。
★パープルクロッカス
○性エネルギーをエネルギーレベルで浄化。官能性を高める。★レッドジンジャー
○女性性の優雅さを呼び覚ます。★シャスタリリー
○力強い性欲をエネルギーレベルでサポート。★スナップドラゴン
○Ｘ線や否定的意識、さまざまな汚染された環境の有害なエネルギーからエネルギーレベルで保護。★ホワイトマグノリア

4章

健康な臓器・ホルモンと美しさの関係

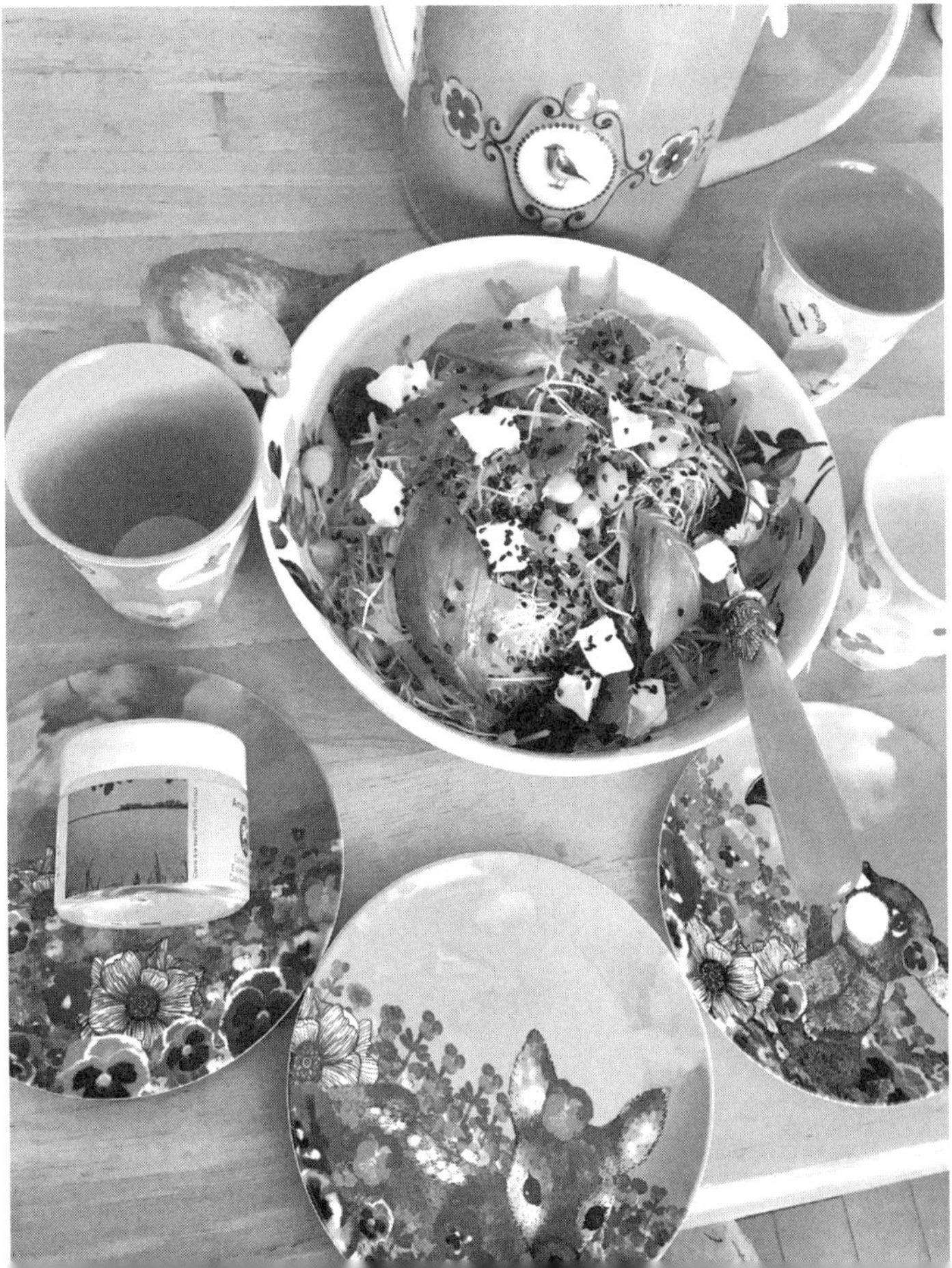

1　肝臓

♡肝臓の働き

私たちが飲んだり、食べた物は成分に分解されて血液によって、すべて肝臓に運ばれます。

そして、食べ物が身体に補給されやすいように変えられて、血中に送られて細胞、組織を修復し、分泌線やその他の器官に運ばれます。

調理、処理された食べ物は肝臓に負担をかけます。

反対に生命力のある生野菜、フルーツは肝臓の働きを正常に整えます。

肝臓によい食材では、にんじんジュース、生野菜、フルーツです。

また、怒りの感情とエネルギーレベルで関連している臓器は肝臓です。

オーストラリアンブッシュフラワーエッセンスのダガ・ハキアはエネルギーレベルで肝臓をサポートします。そして、身近な人への抑えた怒りを癒します。

また、肝臓と目は関連がありますので、このエッセンスは目もエネルギーレベルでサポートします。

その他のブランドで目をエネルギーレベルでサポートするのは、コルテＰＨＩエッセンスのワイルドキャロットです。

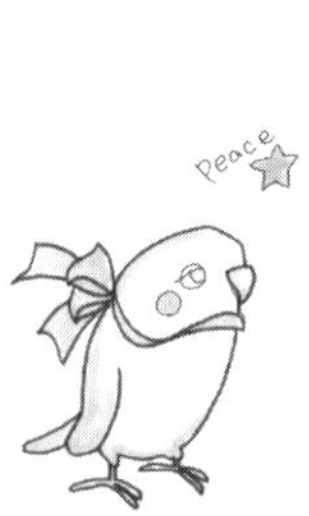

肝臓は解毒をするのに無害なもの、有害なものを振り分けます。つまり、肝臓が弱っていると日

常生活でも評価がうまくできなくなります。

そして、身体レベルでも身体によいものも振り分けができなくなり、生命力、食欲、性的能力が下がります。肝臓の問題には食べ過ぎ、飲み過ぎ、薬の飲み過ぎが肝臓に悪影響を与えます。

また、感情レベルでは、肝臓への悪影響に自分の願望が高すぎないかを確認しましょう。

そして、自分で自分にプレッシャーを必要以上にかけていないかも確認してください。

自覚のある人はオーストラリアンブッシュフラワーエッセンスの、ハイバーシアを試してみてください。頭と心のバランスを取り戻してくれます。

♡デトックスとは

デトックスとは身体に溜まった毒素の排出、解毒です。

毒素とは健康を妨げる有害重金属、化学物質です。

また、デトックスをするときや、お酒を多く飲む人は肝臓をサポートすることが重要です。

つまり、肝臓が不調だとデトックスがうまく進みません。食材のアスパラガスやアボガドには肝臓の解毒酵素グルタチオンが含まれています。グルタチオンはアンチエイジングにもよいです。

♡肝臓の解毒プロセス

○解毒の最初のステップ　（第一段階・フェーズ1）

フェーズ1の機能を高める物

ビタミンB、亜鉛、マグネシウム、銅、グルタチオン、リン脂質、フラボノイドなど。

○フェーズ1で解毒できなかった物を処理するステップ

(第二段階・フェーズ2)

フェーズ2の機能を高める物

メチオニン、タウリン、クルクミン、グルタミン、アルギニン（アミノ酸）、ビタミンA、ビタミンB2、グルタチオンなど。

フェーズ1のプロセスで生じるフリーラジカルに対して、それを支える抗酸化対策が必要です。ビタミンA、ビタミンC、ビタミンE、コエンザイムQ10、グルタチオン、レスベラトロール。

これらの成分が入った食品をとってください。

2　腎臓

♡腎臓の働き

腎臓が健康だとお肌も美しくいられます。腎臓は2つの器官、分泌線でできています。

血液によって運ばれてくる水分をろ過する器官です。飲んだ物は1滴も残らず、すべて腎臓を通過してろ過されます。腎臓に負担がかかる物は食品添加物、残留農薬、トランス脂肪酸、過剰な砂

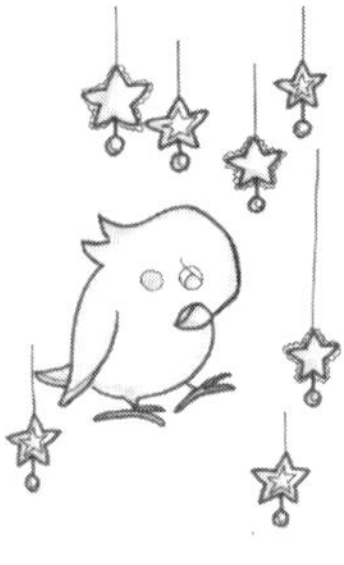

糖、薬やアルコールの飲み物、たばこ、環境ホルモンなどです。

そして、恐怖の感情とエネルギーレベルで関連している臓器が腎臓です。コルテPHIエッセンスのヘマタイトはエネルギーレベルで腎臓をサポートします。また、腎臓はお水と関連があります。子供がおねしょをするのが続くときは、寝ているときに足の開き方を観察してみてください。つま先が外側に開いている場合は恐怖を持っています。

恐怖を解消するフラワーエッセンスを寝る前に飲ませてあげてください。

オーストラリアンブッシュフラワーエッセンスではドッグローズです。

恐怖は胃にも影響し胃酸過多で胃潰瘍になることもあります。胃潰瘍をエネルギーレベルでサポートするにはオーストラリアンエッセンスのクロウェアとポーポーを2本を一緒に飲んでください。

そして、感情を感じたときには身体への影響があります。例えば恐怖の感情は副腎を弱らせて、体内は酸素不足になります。腎臓と関わる感情は恐怖以外に不安です。

不安の強いときにはビール、砂糖入りの飲み物は(体内でアルコールがつくられる)控えましょう。

そして、腎臓（20％の血液を使う）と腸（30％の血液を使う）は血液をたくさん使って働く臓器であり、そのために早く老いると言われています。この2つの臓器は、食べた物を排出する臓器です。甘い物や塩分を適量にし腎臓に負担をかけないことが大切です。

マクロビオテックでは腎臓が悪いときに、干ししいたけ、小豆、切り干し大根、昆布を調合したスープを2週間、毎日飲むことをすすめています。

3　膵臓

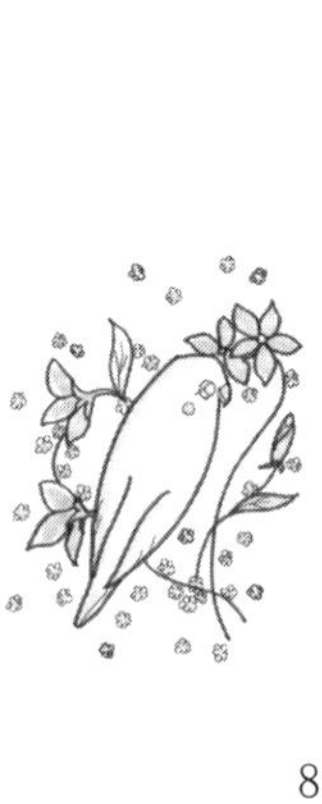

♡膵臓の働き

膵臓は胃の裏側に位置していて、さまざまな種類の消化液をつくり食べ物の中の成分を処理します。

膵臓は外分泌と内分泌を行い、外分泌液は消化を助ける酵素が含まれ、エネルギーレベルでは攻撃的な性質です。

そして、内分泌液のインスリンは分泌量が不足すると糖尿病になります。

インスリンは恐れの感情の調節に関わります。そして、逃げたり、戦うには血糖が必要です。

また、砂糖やソフトドリンク、でんぷん質、肉類などの摂りすぎは膵臓に負担をかけます。

そして、でんぷん質は炭水化物に多く含まれます。

食べたでんぷん質はそのままでは消化されません。

膵臓は消化液で処理できない、でんぷん質を糖に変える必要があります。

そして、負担がかかりすぎると膵臓が疲弊して糖尿病を引き起こします。

また、潜在的ストレスは膵臓と第3チャクラにエネルギー的に関係します。第3チャクラが整うと自信が出てくるので周りの人をコントロールしたいという感情を手放せるでしょう。

膵臓をエネルギーレベルでサポートするのはコルテPHIエッセンスのスモーキークォーツ、シトリンです。

そして、ダイエット目的で炭水化物を控えすぎると、お砂糖入りのジュースやお菓子を食べたくなることもあります。

♡でんぷん質の多い食材

米、小麦粉、パン、麺類、イモ類、えんどう豆、とうもろこしです。

ただ、これらはエネルギー源でもありますので一切取らないのではなく、バランスを考えて取ってください。

♡非でんぷん質の野菜

葉物野菜、にんじん、アスパラ、トマト、きゅうり、セロリ、にら、ナス、カリフラワー、ブロッコリー、たけのこ、もやし、大根、ラディッシュ、オクラ、玉ねぎ、スプラウト、カブなど。

♡血糖値との関係

砂糖を日常的に取っている場合は、少しずつ適量な量のフルーツや甘みのある野菜に切り替え、砂糖を控えるように意識してみるといいでしょう。

精製された砂糖を摂取すると血糖値が急激に上がります。

すると、大量のインシュリンが出ます。そして、次は血糖値が一気に下がります。これにより疲労感を感じ、さらに砂糖を欲しくなる原因の1つになります。

そして、この急激な血糖値の上下が膵臓を弱らせる原因の1つとなります。エネルギーレベルで膵臓をサポートするのはオーストラリアンブッシュフラワーエッセンスのピーチフラワードティーツリーです。

そのため、このフラワーエッセンスは糖尿病の人もエネルギーレベルでサポートします。医師の治療を進めながら糖尿病になったときには、心理的面で「欲しい愛を受け取れない」「自分から愛を与えることを怖がっていないか」を確認してみてください。このようなときには人の心を愛に開くコルテPHIエッセンスのラブオーキッドを試してみてください。

♡お砂糖が食べたくなる心理的な問題に向き合う

糖質を多く必要とするときに日常の中の甘さ（甘い生活）＝愛が足りないという気持ちがないかも確認してみてください。膵臓がバランスを崩すと砂糖を欲しくなりますが、それを取ると膵臓の負担になります。

砂糖を控えようと思っていても食べてしまう場合は、生体科学だけの問題でなく、抱えている悩み、向き合いたくない問題などもないか確認してみてください。感情レベルの癒し、具体的に問題を解決することが生体科学の問題よりも優先順位がある場合も多いものです。

コルテＰＨＩエッセンスのオロバンケは過剰な糖類摂取をする心理状態に働きかけます。そして砂糖への依存を軽減してくれます。

オロバンケを飲み始めたときに一時的に砂糖が以前より欲しくなることがありますが、飲み続けていたら、それもゆっくりよい方向に変化します。

4　副腎

♡副腎の働き

副腎は左右の腎臓の真上にあります。副腎からの分泌されるホルモンの約80％はアドレナリンです。

怒り、嫉妬、不安、恐怖などの感情を感じると副腎から高濃度のアドレナリンが体内に放出されます。

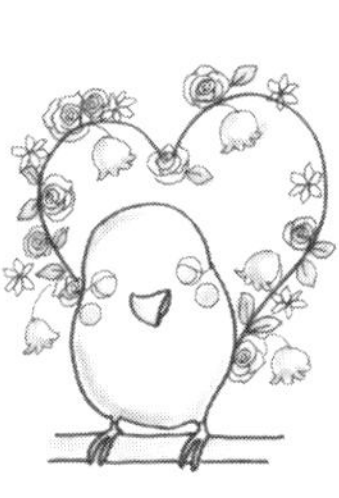

副腎はストレスに対して最初に反応する臓器です。また、ストレスを感じたり低血糖になるとエネルギーを必要として砂糖やカフェイン入りの飲み物が欲しくなります。例えば、カフェイン入りの飲み物を飲むとよくなりますが、それは一時的でありその後に急激にエネルギーが下がります。

副腎は第1チャクラと関係しています。

アドレナリンは不安や恐怖などのネガティブな感情を持った状態から、勇気を持てるようにしてくれます。

そして、副腎をエネルギーレベルで整えるフラワーエッセンスはパシフィックエッセンスのジェムエッセンスでスモーキークォーツです。

副腎の過剰なエネルギーを鎮めてくれるので、些細なことでイライラしなくなります。過度な興奮状態のとき、アドレナリンの流れをエネルギーレベルで調整するのがアラレタマのブロメリア1です。

ブッシュオーストラリアンエッセンスではマクロカーパです。

副腎はエネルギーの源です。副腎が弱ると疲労感、活力不足、免疫システムが弱くなります。

このようなとき、瞳の虹彩を見ると瞳孔が錯大しています。

また、肉体的エネルギーを使いすぎて疲労困憊し、休む暇もなく、楽しみも制御しているときには、マクロカーパとシルバープリンセスの2本をブレンドして飲んでください。

このようなときには30分程度の瞑想がおすすめです。2~3時間の睡眠と同じくらいの効果があります。また、穏やかなヨガもおすすめです。

5分でもムドラ（212頁参考）も試してみてください。

ストレスがやわらぎ、コルチゾール量が少なくなるとダイエットにもよい結果が期待されます。

また、アラスカンエッセンスのファイヤーオパールはエネルギーをすぐ使わないでに蓄えるようにしてくれます。

そして、疲労困憊。長期的な回復をエネルギーレベルでサポートします。

また、せっかちで頭がよくイライラしやすい、いつも限界で働く人は、オーストラリアンブッシュフラワーエッセンスのブラックアイドスーザンを飲んでみてください。

多くのプロジェクトを同時進行時のときに、また、仕事中毒にならずスピードを落すことができるようになります。その結果、副腎疲労になるのをエネルギーレベルで防いでくれます。

そして、断食や一定間の期間、食事をしないでいると血糖値のバランスを取るために多くのコルチゾールを生成するために副腎に負担がかかります。

副腎に問題がある人は断食をするときには注意してください。

5　生殖腺

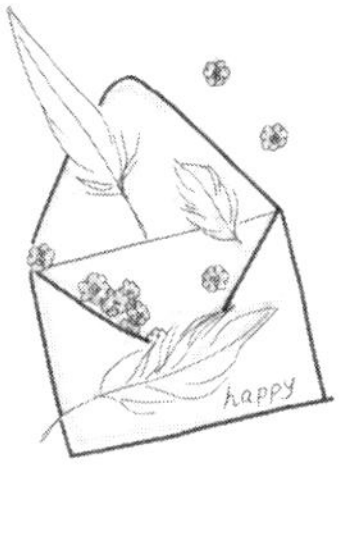

♡生殖腺とは

生殖腺とは生殖細胞をつくる器官です。男性は精巣、女性は卵巣です。

生殖腺にとってよくない食べ物は、でんぷん質、アルコール、砂糖、辛い食べ物などです。生殖腺の生殖腺刺激ホルモンは視床下部から命令されて脳下垂体から分泌されます。

オーストラリアンブッシュフラワーエッセンスで紹介します。
○視床下部をエネルギーレベルでサポートするのはブッシュフューシャ

○脳下垂体をエネルギーレベルでサポートするのはイエローカウスリップオーキッド
○生殖腺の機能が下がったときに。卵巣をエネルギーレベルでサポートする。
　子宮の血液の流れをエネルギーレベルでサポートするのはシーオーク
○睾丸をエネルギーレベルでサポートするのはフランネルフラワー
女性なら生殖腺の不調があるときに視床下部、脳下垂体、卵巣、子宮をエネルギーレベルでサポートする物を一緒にブレンドして飲んでみてください。

そして、エネルギーレベルで生殖器に力を与えるのはコルテPHIエッセンスのルビーです。そして、同時に生体化学の面からもアプローチしてください。

それらによい効果のあるサプリメントやハーブ、アロマのエッセンシャルオイルなども取り入れてください。

また、有害重金属の鉛が原因の卵巣の萎縮に対して、ビタミンEがどう影響するかの研究が行われました。

鉛は視床下部から下垂体にかけての神経分泌系に悪影響を及ぼして、卵巣、卵管、子宮の重さを激変させます。

鉛は女性の生殖器に大きな影響を与えて流産にも関係すると考えられています。

しかし、天然ビタミンEを与えたらよい結果が出て、そして、膣の萎縮にもいいことがわかりました。

6　内分泌系

♡内分泌器とは

内分泌器とは、ホルモンを分泌する器官のことです。
ホルモンを分泌する腺なので内分泌腺とも言います。
ホルモンは主な内分泌腺から血液に直接分泌されます。

♡オーストラリアンブッシュフラワーエッセンスの内分泌系のエッセンス

○視床下部をエネルギーレベルでサポート　↓　ブッシュフューシャ
○脳下垂体をエネルギーレベルでサポート　↓　イエローカウスリップオーキッド
○松果体をエネルギーレベルでサポート　↓　ブッシュアイリス
○甲状腺をエネルギーレベルでサポート　↓　バンクシアロバー
○胸腺をエネルギーレベルでサポート　↓　イラワラフレームツリー
○膵臓をエネルギーレベルでサポート　↓　ピーチフラワードティーツリー
○副腎をエネルギーレベルでサポート　↓　マクロカーパ
○卵巣をエネルギーレベルでサポート　↓　シーオーク

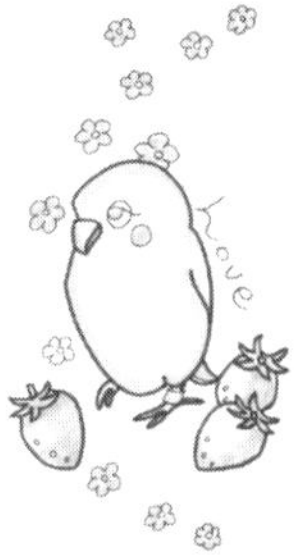

○睾丸をエネルギーレベルでサポート　↓　フランネルフラワー

♡パシフィックエッセンスの内分泌系のエッセンス

○脳下垂体をエネルギーレベルでサポート　↓　バーナクル、バイバーナム
○松果体をエネルギーレベルでサポート　↓　グレープヒヤシンス、ペリウインクル、ホエール
○胸腺をエネルギーレベルでサポート（胸骨の後ろ側にありリンパ器官の１つ）
↓　ジェリーフィッシュ
○副腎をエネルギーレベルでサポート　↓　サーフグラス、レインボーケプル

♡脳下垂体によいフラワーエッセンス

例えば、脳下垂体の病気をエネルギーレベルでサポートするのが、オーストラリアンブッシュフラワーエッセンスではイエローカウスリップオーキッドです。このフラワーエッセンスは人を批判する、物事を決めつける、過剰に警戒して物事を受け入れない、疑心的な人に。

このような状態を続けると脳下垂体の機能低下を招き、その結果、記憶力の問題、知能低下になりやすいです。

また、記憶力の問題のときには同ブランドのアイソポゴンも飲んでみてください。

つまり、批判的にならず平和的であることは脳下垂体によい影響となります。

7　腸

♡腸

腸に老廃物が溜まると寝ているときに毒素が吸収されます。

また、腸の健康は女性の場合は胸と関係します。

生理前などに胸が痛い、張る人は大腸をきれいにするとよい方向に向かうことが期待できます。

大腸から必要ないものを排出するのにオーストラリアンブッシュフラワーエッセンスのボトルブラシがエネルギーレベルでサポートします（注意：このエッセンスは飲用期間は1週間だけです）。

目の中を見て虹彩上で大腸部分が黄色いと大腸が整っていないことを表します。

コルテPHIエッセンスのシーキューカンバーはエネルギー的に大腸の働きを助け、消化を促進をサポートします。

♡小腸

小腸は食べたものを細かくします。つまり、小腸に問題があるときは、「なにかにつけ悪いところばかり見て批判ばかりしていなかったか」を確認してみてください。

また、小腸のトラブルに下痢があります。下痢は不安の感情とも関係があります。

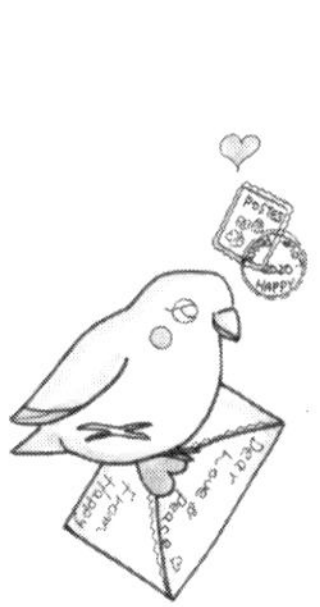

そして、小腸は消化吸収と免疫に関わっています。免疫力をエレルギーレベルで上げるのにコルテPHIエッセンスのK9（お花のエッセンス）があります。病気時には自然治癒力を高めるのに同ブランドのK9とRQ7（緊急時の際のコンビネーションエッセンス）と組み合わせて飲むといいでしょう。

♡大腸

大腸の問題はエネルギーレベルで「無意識」と関係しています。無意識レベルの問題はコルテPHIエッセンスの「きのこエッセンス」の中から選んでみてください。きのこエッセンスは私たちの潜在意識にある問題を意識レベルに上げる効果があります。また、大腸は排便に関わります。便秘になると、腸の粘膜の傷から毒素が再吸収されて自家中毒を起こしてしまいます。アンチエイジングの面からもいつまでも美しくいられるためにも食べたら出すことは大切です。そして、年齢を重ねることで腸の働きが悪くなり便秘気味になりやすくなります。便秘は感情レベルでは意識されていないことが明るみに出ることの不安です。

大腸をエネルギーレベルでサポートするのがコルテPHIエッセンスのシーキューカンバーです。また、女性は生理14日目から28日目までホルモンのプロゲステロンの影響で便秘になりやすいので食物繊維を積極的に取りましょう。生の食材に含まれる食物繊維のみが腸内を通過するときに強い磁気が帯びます。この磁気が腸のぜん動運動によい影響を与えます。そして、1日のすべての食事が炭水化物に偏ったものだけを食べ過ぎると、ガスの問題が出てきます。

5章

きれいになる知識と食材のこと

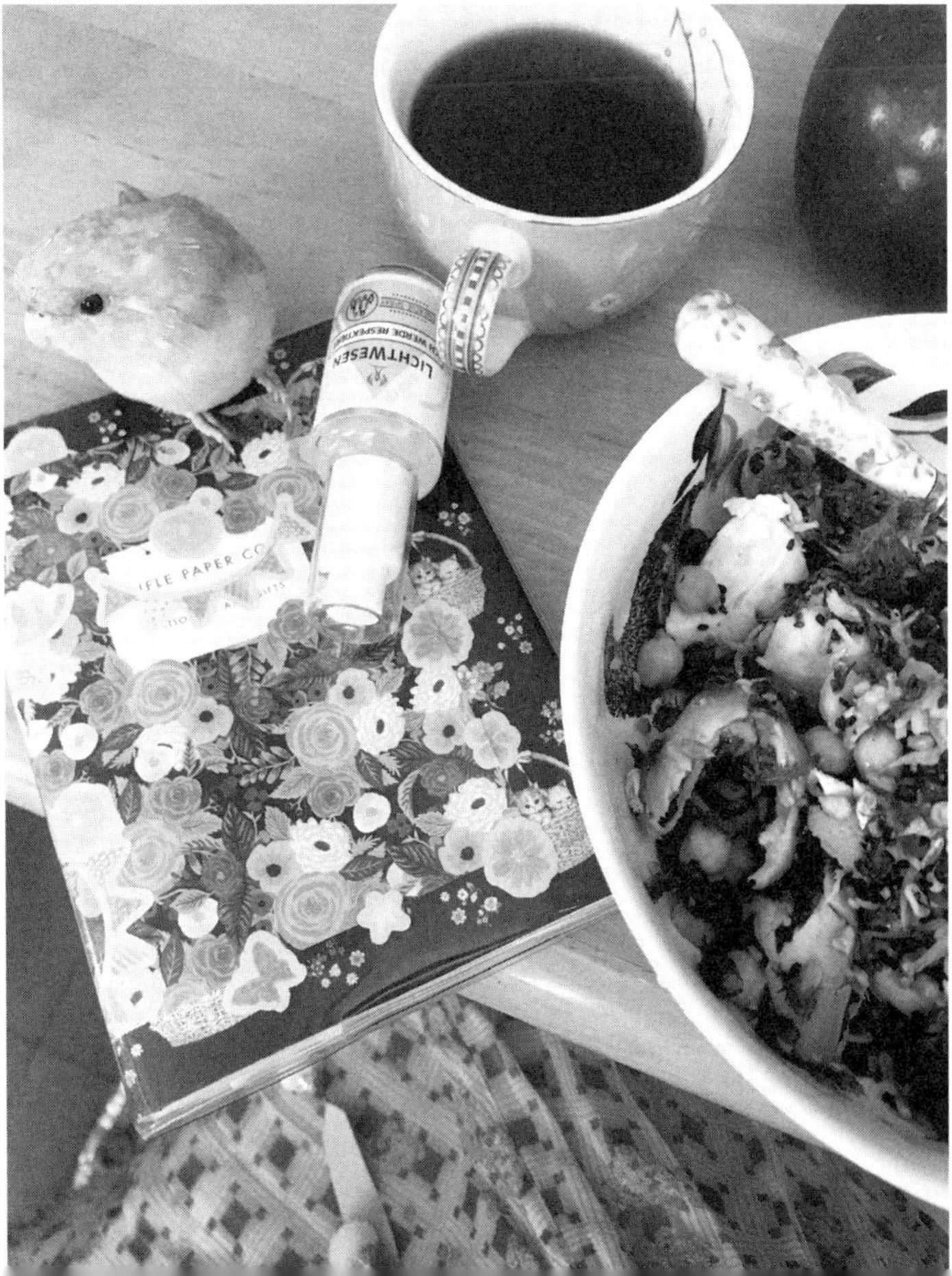

1　ミネラルを含む食材

一部のミネラルを含む食材をご紹介します。

♡マグネシウム

骨の構成成分。ストレス時に。マグネシウムを取るときは、同じ骨の構成成分のカルシウムも一緒に取りましょう。マグネシウム1対カルシウム2の割合が理想的です。

にんじん、セロリ、きゅうり、にんにく、ケール、レタス、トマト、ほうれん草

レモン、オレンジ、りんご、バナナ、いちじく、パイナップル

アーモンド、ブラジリアンナッツ、ピーカンナッツ、松の実、カシューナッツ、くるみ

わかめ、牛肉、豚肉、鶏肉、魚

♡カルシウム

骨の構成成分です。また筋肉の収縮活動にも必要です。

にんじん、かぶ、ほうれん草、青菜、オクラ、カリフラワー、トマト、にんにく、大豆、

オレンジ、ベリー類、りんご、あんず、アーモンドなどのナッツ類、小魚

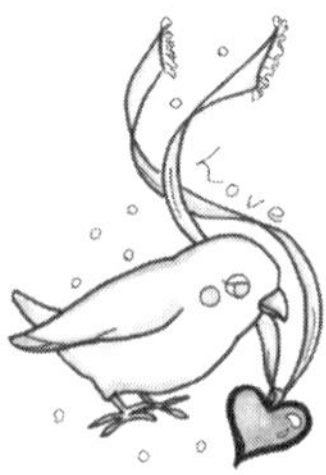

♡**セレン（セレニウム）**
細胞の老化を防ぐ。
たらこ、かつお、まぐろ、ずわい蟹

♡**鉄**
血液の材料で酸素を運びます。
レタス、にんじん、アスパラガス、かぶ、きゅうり、トマト、アボガドいちご、干しぶどう、いちじく、すいか、あんず、さくらんぼ、ぶどう、パイナップル、オレンジ、アーモンド、くるみ

♡**モリブデン**
古い細胞などのゴミを捨てるお手伝いをします。
納豆、豆腐、大豆加工品、ナッツ

♡**マンガン**
愛情ミネラルと言われます。成長や生殖に関係。
キヌア、アマランサス、栗、ナッツ（107頁参考）

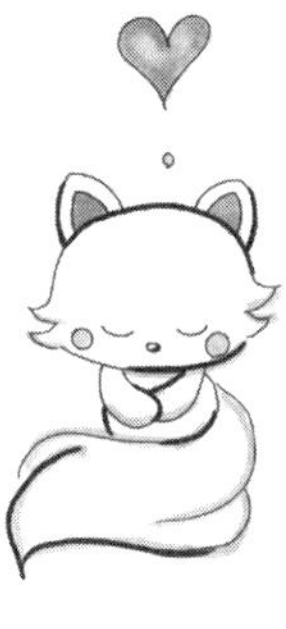

2　デトックス食材

♡デトックスすると

デトックス（Detox）とは、身体に溜まった毒素を排出、解毒することです。デトックスすると血液もサラサラになります。食材ですと硫酸アリル（ツンとくる臭いの成分）を含むネギ、にら、たまねぎ、にんにくはデトックスに効果的です。これらの食材は毒素を出す、毒素を捕まえる（キレート、くっつけて出す）、解毒力をアップさせます。どれも気軽に買えて使える食材なので食事に加える工夫をしてみてください。

また、体温が低い人はデトックス食材を食べても消化、吸収する力が落ちます。つまり、食材から取り入れても低い体温では酵素が働きにくくなります。

そのため、体温が低い人は適正体温になるように軽い運動をすることが大切になります。

デトックスのときにはコルテＰＨＩエッセンスのヘマタイトがエネルギーレベルでサポートします。

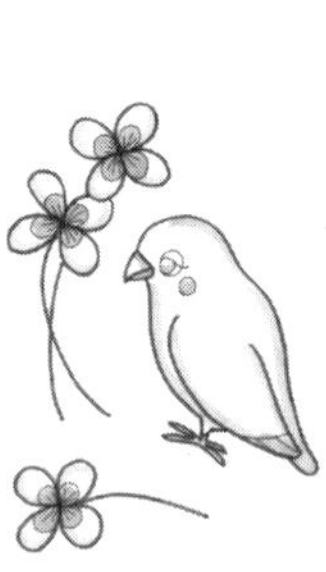

♡毒素とは

毒素とは、生命を維持するために害を及ぼす有害重金属、化学物質のことです。

○毒素を出す食材

食物繊維が多い食材です。ごぼう、こんにゃく、きのこ、わかめなどです。

○毒素を捕まえる1（キレート）食材
☆ペクチン
れんこん、おくら、トマト、リンゴ
☆ケルセチン
たまねぎ、アスパラガス、ブロッコリー
☆アルギン酸
わかめ、もずく
☆フィンチ酸
玄米

○毒素を捕まえる2（くっつけて出す）食材
☆イヌリン
ごぼう
☆マンナン
こんにゃく
☆ガラクタン

【パワー オブ フラワーヒーリング エッセンス】

○自分の身体に否定的。低い自己評価に。年齢を重ねる優美さ、短所、欠点を受け入れられるように。**★ヒールボディーイメージブレンド**
○女性の転換期をエネルギーレベルでサポート。**★ワイズウーマンエリクサー**
○性的な関心、性的欲望をエネルギーレベルで高める。**★パッションブレンド**
○親密なひとときに。パートナーとの信頼を取り戻し、築いていく。２人の共有体験を増やします。**★インティマシーブレンド**
○性的な魅力や創造性に富んだ情熱を生み出し、停滞期に活力を。**★ラディアンスブレンド**
○親密性と信頼に。カップルで一緒にとるといい。**★ラブエリクサー**
○腰、背骨のブロックをエネルギーレベルで取る。生殖器系の問題をエネルギーレベルで癒す。セクシュアリティと情熱を刺激する。自己滋養の力の回復。母親との問題に。**★セカンドチャクラブレンド（第2チャクラ）**

里芋

☆セレン（セレニウム）

にら、ねぎ、たまねぎ、にんにく、マッシュルーム

☆セルトース

ごぼう、長いも

☆リグニン

ごぼう

♡デトックスには臓器サポートを

デトックスをすると、そのプロセスで臓器に負担がかかるので、臓器をサポートする食材も同時に取ってください。エッセンスですと、コルテＰＨＩエッセンスのアクアマリンがデトックスする際に器官をサポートします。

◯肝臓の働きをサポートして解毒力をアップする食材

☆硫化アリル

たまねぎ、にら、にんにく、ねぎ、らっきょ

☆イソチオシアネート

カリフラワー、ブロッコリー、キャベツ、だいこん、わさび

肝臓ではほ多くの活性酸素が発生するので、簡単な活性酸素対策にはゴマがおすすめです。色々な食べ物に振りかけたり、練りゴマをドレッシングのように使ってみてください。

♡クレイパックで肝臓をエネルギーレベルで整える

クレイパックで肝臓をエネルギーレベルで整える方法があります。パシフィックエッセンスのジェムエッセンスのカーネリアン、グリーンガーネットのエッセンスがあります。

その2つを入れてクレイパック（泥パック）するのがおすすめです。クレイパックの中にカーネリアンまたはグリーンガーネットを10滴入れて肝臓の上にのせます。1日30分それを続けます。

カーネリアンは7～10日間続けます。

グリーンガーネットは7日間。活力、不純物を排出するのをエネルギーレベルでサポートします。

♡肝臓・腎臓サポート食材

☆肝臓をサポートする食材

ぶどう、人参、にんにく。

ハーブティーではフランネル、タンポポ。

☆腎臓をサポートする食材

お湯に蜂蜜を溶かした飲み物、砂糖の入っていないクランベリージュース。中サイズのメロン半分。

3　活性酸素とは

活性酸素は脂質と結びついて細胞の酸化を引き起こします。酸化＝さびで細胞の酸化は細胞がさびることです。

♡活性酸素とは

結果、活性酸素は細胞内の遺伝子（ＤＮＡ）を壊します。

また、新陳代謝を低下させたり、コラーゲンを硬くしてお肌の老化を早めます。

活性酸素はストレス、タバコの吸いすぎやお酒の飲み過ぎ、食品添加物の多い加工食品の食べすぎ、お薬を飲む、紫外線を浴びる、大気の汚染の影響、電磁波の影響、残留農薬の影響、レントゲンや放射線を浴びる、細菌やウイルスに感染したときなどに体内に発生します。

そして、ミトコンドリアは細胞内のエネルギー工場とも言われています。

このミトコンドリアの機能が落ちると活性酸素になります。

つまり、ミトコンドリアが元気であることは大切です。

コエンザイムＱ10はこのミトコンドリアを元気にさせ、体内のあらゆる細胞も若返らせます。例えば、卵巣のミトコンドリアを元気にすれば卵巣がつくる卵母細胞の数が増え、そして、エストラジオールをつくる卵子になります（エストラジオールとはエストロゲンの一種）。

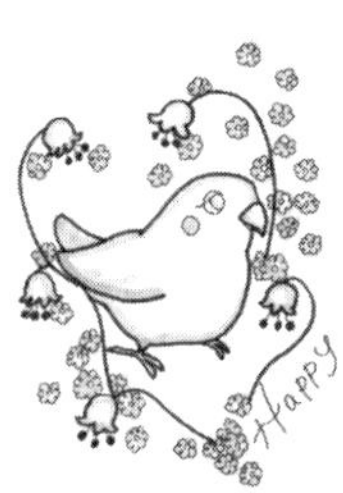

食材ですとざくろにエストラジオールが含まれています。

ざくろは更年期の女性にアンチエイジングの視点から見ても心強い食材です。

♡活性酸素を抑える食材

活性酸素を抑える食材つまり、抗酸化作用のある食材はポリフェノールを多く含む食材です。ブルーベリー、クランベリー、ラズベリー、レモン、キウイ、ぶどう、オレンジ、イチゴ、ピンクグレープフルーツなどです。

また、大豆に含まれるイソフラボン。トマトに含まれるリコピン。

リコピンはビタミンEの約１００倍の抗酸化力です。

飲み物ではハーブティーのバタフライピーも青い色のハーブティーですが、ポリフェノールを含みます。赤ワインもポリフェノールを含みます。

リコピンやポリフェノールはフォトケミカルで抗酸化物質の中でも特に高い効果が期待できます。また、チョコレートのココアの原料のポリフェノールはピロリ菌の増殖も抑えます。

そして、酸化した食べ物を食べると活性酸素がつくられます。

酸化した食べ物は、古い食べ物、古い油、茶色く変色した野菜などです。

特に残った油物を次の日に食べることは控えましょう。

油で揚げたお菓子も連続で食べないように気をつけましょう。

そして、酸化を防ぐサプリメントはごく少量の場合だけ活性酸素を無害化するので量は多めには取らないようにしましょう。

便秘で悩んでいる人は、高温の油を使った料理を食べすぎると便秘になりやすいので、これも連日続けて食べ過ぎたりしないように気をつけましょう。

また、高温に加熱されていない身体に良質の油は腸の潤滑油になります。

トイレに行き排泄時に辛い思いをする人は必要量取ることが大切で、良質の加熱をしていない油を日常的に取り入れてみてください。

例えば、不飽和脂肪酸のα－リノレン酸（オメガ3脂肪酸）のフラックスオイル（亜麻仁油）、エゴマ油があります。

これらは脂肪になりにくく、心臓疾患のリスクを軽減します。

また、食材では青魚やくるみに含まれます。

○活性酸素を抑える（活性酸素で遺伝子を傷つけないために）

★メラノイジン　↓　味噌、醤油

★β－カロチン　↓　モロヘイア、にんじん、ほうれん草、春菊、しそ、パセリ

緑色野菜（カラフルな野菜、カボチャ、パプリカ、アスパラガス、トマト）

β－カロチンは脂溶性なので良質の油と一緒に取ると吸収されやすくなります。

★ビタミンC　↓　ブロッコリー、小松菜、パプリカ、ピーマン、ゴーヤ、菜の花、キウイ

★セサミノール　↓ごま
★アルギニン
若さと健康を保つ成長ホルモンの分泌に関わります。血管を広げて血液の巡りをよくし、不妊のサポートにも。心筋梗塞、ヘルペスを持っている人は取りすぎると悪化させます。

↓鳥肉、豚肉、牛肉、エビ、カニ、サザエ、納豆、すいか、ピーナッツ
★オルチニン
若さと健康を保つ成長ホルモンの分泌に関わります。肝臓の代謝や解毒作用の働きを助けます。

そして、燃焼系アミノ酸と言われます。

成長ホルモンは脂肪を燃焼します。成長ホルモンの分泌は、筋肉量が多いと高くなります。

また、お肌のターンオーバーを整えます。

↓きのこ、しじみ

♡食材の酵素は日々減ってくる
また、忙しい人には耳の痛い話になりますが、なるべく食材の買いだめも注意しましょう。
食材の買いだめは、食材の持っている酵素が日々減ることや、波動レベルでも低くなってくるので、少し手間がかかりますができるだけ買いだめは控えましょう。
食事も多くつくりすぎて次の日に持ち越すのも気をつけてみてください。

4　スーパーフードとは

♡スーパーフードとは

スーパーフードとは、アメリカ、カナダで1980年代に食事療法を研究していた医師、研究者が、健康によい栄養価の高い成分を12種類以上豊富に含んでいる抗酸化作用のある食物をスーパーフードと言うようになりました。

食品とサプリメントの中間に位置づけられるような健康食品のような物です。

美容や健康に役立つことで美意識の高いモデルさんなどにも注目をされています。

しかし、スーパーフードも体によいからと言っても長期間取りすぎたりしないで、時々休みながら取り入れてください。そして、量も取りすぎにも注意してください。持病や病気の人は取る前には必ずデメリットも確認し、取り入れてください。

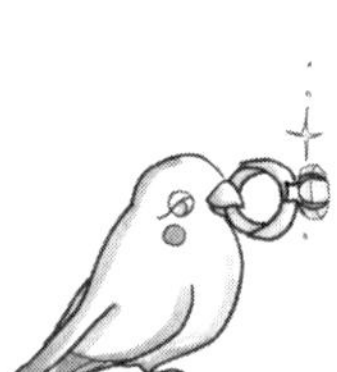

♡スピルリナ

アルカリ性食品。

水中に生息する単細胞の藻類。60％がタンパク質です。

必須アミノ酸、ビタミン、ミネラル、鉄分を含んでいます。

約50種類の栄養素や酵素が含まれているので髪やお肌にいいです。

有害重金属の排出にも。クロロフィルが胃腸の老廃物を排出。血液の浄化。

ビーガンの人におすすめの栄養素を含みます。

地球上最古の植物。ＮＡＳＡの宇宙食。

スピルリナパウダーは納豆に混ぜたり、スムージーに加えてみてください。

♡**モリンガ（ワサビノキ）**

レタスの18倍の食物繊維で約90以上の栄養素を含んでいます。

便秘解消に。タンパク質が多いです。

浄化の力がある生命の樹と言われています。

モリンガパウダーは小さじ1杯程度が摂取量。スムージに加えてみてください。

♡**アサイー**

抗酸化作用があるアントシアニンを多く含んでいます。鉄分、カルシウム、ビタミンE、食物繊維も多いです。疲れを回復しアンチエイジングの女王と言われています。

鉄分が多いので肝機能が低下している人は取りすぎないようにしましょう。

また、鉄分とタンニンが結びつくと鉄の吸収を阻害するので、タンニンの多いコーヒー、紅茶、緑茶を含む飲み物はアサイーを取ってから1時間ほど後に飲みましょう。ポルフェノールが入っているので朝にアサイーパウダーをスムージーに加えて飲むと紫外線対策にもなります。

♡マキベリー

抗酸化作用。

アサイーの約5倍以上のアントシアニンというポリフェノールを含みます。カリウムが入っているのでむくみ改善。美肌や目にも。チリでは癒しの力がある神聖な植物として扱われています。マキベリーパウダーをスムージーに加えてみてください。

♡カムカム

ビタミンC含有量は世界1です。レモンの約60倍以上。ポリフェノールも含みます。カムカムパウダーをスムージーに加えてみてください。

♡マカ

強壮効果があり、鉄分、カルシウムを含む。ホルモンバランスを整え、冷え性、生理不順に。イエローマカ、レッドマカがあり、レッドマカはプロリン、ポリフェノールを含むので美容におすすめです。マカパウダーをスムージーに加えてみてください。

♡ビーツ

食べる輸血と言われています。

ビタミン、ミネラル、ポリフェノールが豊富です。

カリウム、ヨウ素を含み抗酸化作用があります。

ビーツはマジェンタカラーなので、豆乳やアーモンドミルクなどと混ぜるとピンク色になりますのでビーツパウダーをスムージーに加えてみてください。

♡ゴジベリー（クコの実）

血流をよくします。高血圧の人、冷え性の人に。ビタミン、ミネラル、タンパク質、β―カロテンが含まれます。

美肌にも。妊娠中の人は食べ過ぎないようにしましょう。

そのままおやつとして食べる。スープに。お茶、デトックスウォーターに入れてみてください。

♡ゴールデンベリー（食用ほおずき）

ビタミンC、ビタミンA、鉄分、ナイアシン、（ビタミンB3）、リン、フラボノイド、β―カロテンを含みます。生、ドライフルーツの実をそのままおやつとして食べてみてください。妊娠中の人は食べ過ぎないようにしてください。

♡ざくろ

種にはエストロンが含まれます。女性ホルモンのエストロゲンに似た働きをします。

更年期やお肌のトラブルに。そのままフルーツで食べたり、ざくろジュースで取り入れてみてください。

♡アセロラ

レモンの約34倍のビタミンCを含みます。アセロラジュースやアセロラパウダーをスムージーに加えてみてください。

♡カカオ・カカオニブ

テオブロミン（苦味成分）は集中力、リラックス効果。

フェニルエチルアミンは高揚感をもたらします。

カカオポリフェノールが含まれ、ポリフェノールは体内でつくられないので、食べ物で取るしかありません。

マグネシウム、鉄、亜鉛、食物繊維、ＰＥＡ、トリフトファンを含んでいます。マグネシウムは血を綺麗にします。亜鉛は有害重金属のデトックスに。

ＰＴＥは恋をしたときに分泌されるホルモンです。

トリフトファンはストレスに対してリラックス効果があります。

カカオパウダーはアーモンドミルクで割ってドリンクとして。カカオニブはサラダやヨーグルトのトッピングに入れてみてください。

淋しさを感じたときはダークチョコがおすすめです。

♡キヌア

必須アミノ酸、必須脂肪酸、ビタミン、ミネラル、タンパク質、食物繊維を含みます。

玄米と比べるとタンパク質と鉄分は2倍。カルシウムは約5倍。

NASAの宇宙食です。

便秘解消に。

ご飯に混ぜて炊く。

キヌアを茹でてサラダやスープのトッピングに入れてみてください。

♡アマランサス

食物繊維を含みます。

カルシウムは白米の約30倍、鉄分は11倍を含みます。

白米に入れて一緒に炊いてみてください。

♡チアシード

ダイエットに。種が水分を含むとゼリー状になり8〜14倍に膨れ上がります。見た目はカエルの卵のようです。このゼリー状の物はこんにゃくにも含まれる食物繊維のグルコマンナンです。食物繊維は便秘予防と血圧コントロールになります。

タンパク質も含みますのでアスリートにもよい食べ物です。

お腹持ちがいいのでダイエットにも。

オメガ3脂肪酸、ミネラルを含みます。お肌や髪にもいいです。

ジュースやヨーグルトに混ぜたり、ドレッシングのようにサラダに加えてみてください。

♡ヘンプシード・ヘンプオイル

オメガ3脂肪酸でα－リノレン酸を多く含みます。血液の炎症を抑え修復します。動脈硬化予防に。

オメガ3脂肪酸は脳細胞をつくるのに必要です。認知症の人は脳細胞にオメガ3脂肪酸が少ないと言われています。

また、ミネラルを含んでいます。

ミネラルはつるつるのお肌になるのに必要です。

オメガ3脂肪酸は熱に弱いので加熱しないでください。

ヘンプオイルはサラダのドレッシングに、ヘンプシードはサラダのトッピングに。

♡フラックスシード（亜麻仁）・フラックスオイル（亜麻仁油）

食べる美容液と言われています。

人類が初めて栽培した植物と言われています。茎はリネン生地がつくられます。オメガ3脂肪酸のα－リノレン酸を多く含みます。エゴマオイル、青魚にも含まれています。α－リノレン酸は肌荒れにいいです。

オメガ3脂肪酸はコレステロールや中性脂肪を下げます。また、アレルギーを改善します。ポルフェノールの一種のリグナンを含み大豆のイソフラボンと同じように女性ホルモンに似た働きをします。

更年期障害、骨粗鬆症にも。

フラックスオイルはサラダのドレッシングに取り入れてみてください。注意としてフラックスオイルは加熱しないでください。フラックスシードはサラダのトッピングに。

♡ココナッツ・ココナッツオイル

カリウムを多く含みます。中鎖脂肪酸の成分が分解、燃焼をサポートするのでダイエットにも。

ココナッツオイルはパンにバターのように使ってみてください。ココナッツオイルは加熱してもいい油と言われています。

また、ココナッツウォーターは夏のジュースとして。ココナッツの果肉を削って乾燥させたものがあります。

これは、お菓子づくりに取り入れてください。

生のココナッツはフレッシュなココナッツウォーターを飲むことができ、中の果肉をスプーンで削って食べられます。

♡サチャインナッツ・サチャインナッツオイル

血液をサラサラにします。オメガ3脂肪酸がアーモンドの約7000倍。タンパク質も含みます。

サチャインナッツはおやつとして。オイルはサラダのドレッシングに取り入れてみてください。

♡ブロッコリースプラウト

ブロッコリーの新芽です。発芽から3日目はデトックスの王様と言われるスルフォラファンを多く含みます。サラダでたっぷり取り入れてみてください。

♡アーモンド

ビタミンEを多く含みます。おやつには甘みや塩分など控えた無添加のナッツがおすすめです。

♡タイガーナッツ

特殊な食物繊維のレジスタントスターチと言う物を含んでいます。腸内細菌を活性化させます。タイガーナッツをしばらくお水につけてミキサーにかけ、そしてタイガーナッツミルクで飲んでみてください。甘みのある味です。

ナッツはそのまま食べられますが少し硬いです。パウダーは加熱するととろみができますのでスープにとろみをつけたいときに取り入れてみてください。

♡ウコン（ターメリック）

クルクミンが肝臓の働きをサポートします。

黄金色のポリフェノールのクルクミンは肝臓によいです。インドでは天然の抗生物質と言われています。関節、筋肉の炎症に。

ブラックペッパーと一緒に取るとクルクミンの吸収率が約20倍アップします。

ウコンパウダーはアーモンドミルクや豆乳などと混ぜて飲んでみてください。

♡アロエベラ

液汁が皮膚の細胞に作用。美肌に。

アロエベラをカットにしてヨーグルトに混ぜてみてください。

5　デトックスを促すバスタイム

♡デトックス目的のバスタイムとは

デトックスを促すことを目的にしたバスタイムにはエプソム塩を入れたお風呂がおすすめです。

エプソム塩は塩酸マグネシウムです。

マグネシウムは体の細胞に必要です。不足になると、関節や筋肉の痛みが出てきます。

関節の痛みや関節の動きをエネルギーレベルでサポートするのはコルテＰＨＩエッセンスのジェムエッセンスのエメラルド、ブラックトルマリン、膝の痛みをエネルギーレベルでサポートするのはジェムエッセンスのウォーターメロントルマリンです。

筋肉の再生にはコルテＰＨＩエッセンスのスモーキークォーツです。

また、骨粗鬆症の人はマグネシウムも必要です。

マグネシウムはカルシウムと一緒に取ったときに1番効果を発揮できます。

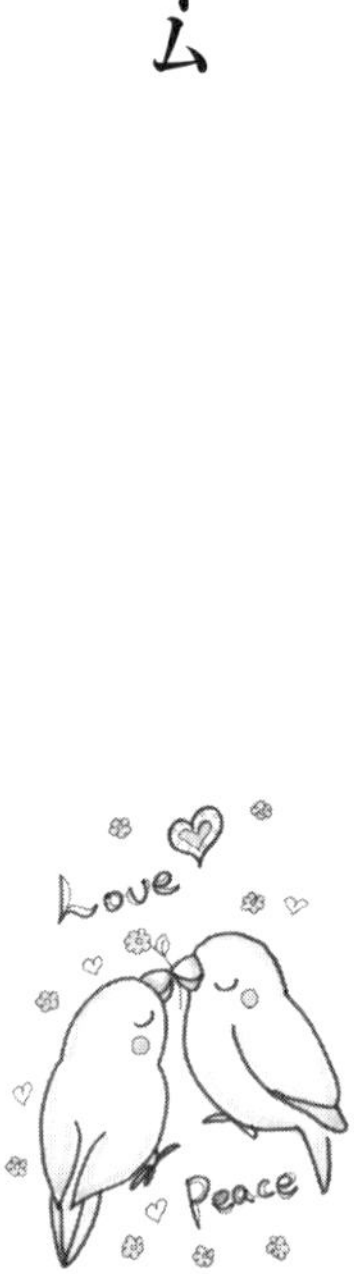

♡デトックス目的のバスタイムには

エプソム塩をバスタブに入れて40℃～41℃のぬる目のお湯にゆっくり浸かってください。より効果を得るのにはエプソム塩1キログラムほどが理想的です。

また、お風呂に浸かると、愛のホルモンのオキシトシンの分泌が増すと言われています。浸かっているときに手にあるツボの合谷（ごうこく）の場所を押すとオキシトシンがさらに増します。手の甲の親指と人差し指のつけねの骨と骨の間です。

そして、夏場はお風呂上がりにはオーストラリアンブッシュフラワーエッセンスのビリーゴートプラムをスプレーなどにして使うとエネルギーレベルであせもを抑えます。

また、エプソム塩がない場合、普通のお塩を片手で一握りお風呂の中に入れてください。

♡バスルーム・洗面台に置く物を見直しましょう

お風呂に入っているときは体温が上がります。そのために皮膚は有害物質を吸収しやすくなります。吸収がよい場所は頭皮と粘膜です。

特にその部分にトラブルを抱えている人はシャンプー、歯磨き粉、マウスウォッシュなどは中身の成分を確認してみましょう。

また、髪をセットするときに使う整髪料もスポーツするときや、夏場の高温で汗と共に整髪料も落ちやすくなりますので、頭皮トラブルがあるときや、薄毛の心配をしている人は良質の物を使うように気をつけてください。

また、バスルームは換気をしっかりして、カビ対策をしましょう。鬱の人をカウンセリングし調べるとカビが原因の1つとして出てくることがあります。

♡プラスチック製品

洗面器がプラスチック製品の場合はお湯の温度も気をつけてください。

通常のお風呂のお湯の温度は40度前後なので問題はありませんが、約70度を超えるとプラスチック製品の中に含まれている成分が溶け出すと言われています。

自宅でハンド、フットマッサージをする人は、マッサージをする前に、プラスチック製品の洗面器にお湯を入れて手足を温めると思います。

このときに、プラスチックの洗面器の中に高温の熱したお湯を入れてから温度の調整するのではなく、先に温度調整をしたお湯を入れましょう。

皮膚のトラブルにはコルテＰＨＩエッセンスのアニマルエッセンスのリザードがエネルギーレベルで再生をサポートします。

また、パシフィックエッセンスのバニラリーフです。

そして、皮膚のトラブルが起きたときには「最近、私は自分を大切にしているか。自信をなくすことがなかったか」感情レベルも思い出してみてください。

♡バスタイムにおすすめエッセンス

パシフィックエッセンスのジェムエッセンスのトルマリンをお風呂に2週間入れ続けるとエネルギーも上がり、情熱や思いやり、喜びを感じられるようになります。

また、同ブランドのジェムエッセンスのエメラルドもお風呂に入れると疲労感を和らげてリフレッシュできます。

若返りにもよいエッセンスです。

生理中のお風呂におすすめは同ブランドのムーンストーンです。

これらのフラワーエッセンスを入れてさらに、アロマのエッセンシャルオイルも同時に入れて香りでも楽しみリラックスすることもおすすめです。

香りもそのときの気分で変えてみてください。

同じエッセンシャルオイルを長期継続するとアレルギー反応が出ることもあります。そして、エッセンシャルオイルはお肌にもつけるので信頼のあるブランド品を使ってください。

また、エッセンシャルオイルを高濃度で使いすぎることも肝臓、腎臓の代謝に負担がかかってきますので注意してください。

♡アロマのエッセンシャルオイル

○女子力アップに、気分を高揚、他人への思いやり、子宮強壮　↓　ローズ
○エストロゲンを増やし魅力アップに、自律神経のバランスを整えるのでストレスに、生理前のむくみに　↓　ゼラニウム
○β－カリオフィレンの成分がエストロゲンの分泌を高める　↓　イランイラン

○エストロゲンと似た働きでホルモンを整える　↓　クラリセージ
○生理前のイライラ　↓　ラベンダー
○更年期のバランスをとる　↓　ネロリ
エッセンシャルオイルをお塩に５滴ほど落としてお風呂の中に入れてください。

6　プラスチック製品はうまく使いこなす

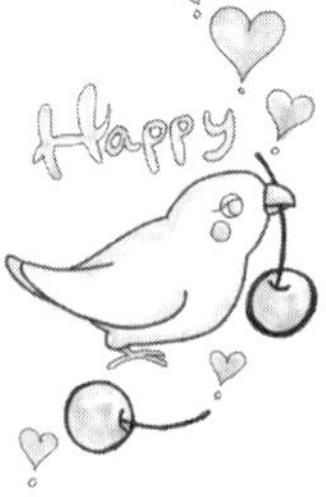

♡プラスチック製品の留意点

プラスチック製品は私たちの生活にかかせません。とても便利ですが、環境や人体にはよいことだけではありません。

そして、プラスチック製品はビスフェノールＡ（ＢＰＡ）というプラスチックをより強くする化学物質が含まれていて、70度を超えると溶け出します。

子供たちに使う食器にプラスチック製品が多いですので、食器の中に入れる温度には気をつけてください。

また、日が当たり、高温になる車内にペットボトル入りの飲み物を入れたままにした場合は、戻ってきてからそれを飲まないようにしましょう。ボトルの温度が上がるとＢＰＡが溶け出してくると言われています。

6章

ずっと美しい外見でいるために

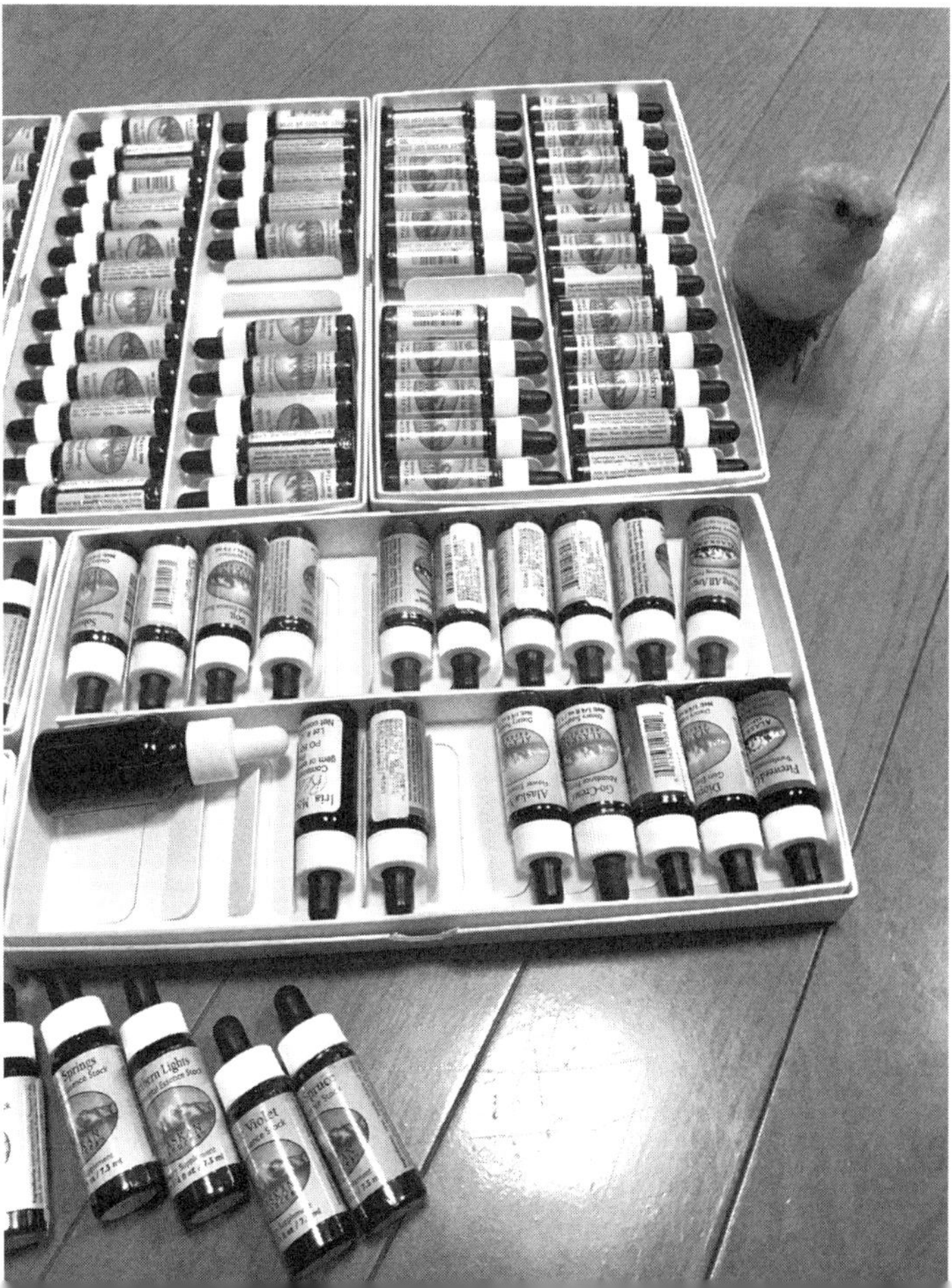

1　アレルギー

♡好きな食べ物はアレルギーになりやすい

好きな食べ物はアレルギーになりやすいので注意しましょう。

同じものを食べ続けると体内で抗体ができます。

それが慢性的な炎症になり、細胞レベルの炎症となります。

炎症した細胞は老化して代謝能力が下がり、アレルギー反応を起こします。

時々、同じ食べ物でもメーカーを変えたりする工夫が必要です。

また、長引く不調にフードアレルギーが関係しているかもしれません。

好きでよく食べる物を1週間ほど控えて身体の様子を観察してみてください。

好きな食べ物を連続して食べたときに不調が出ているなら、その食べ物が関係している可能性があります。


食べる間隔をコントロールしてみてください。

クライアントAさんは頭痛を7年近く患っていて、病院で調べても何も悪い所もなく毎日、頭痛薬を飲んでいました。

フードアレルギーも考慮して聞いていくと、納豆を健康にいいと聞いて、毎日食べるとのことで

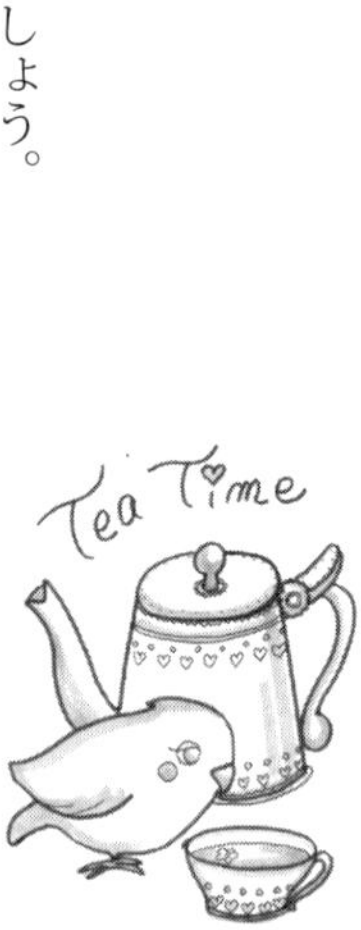

した。大豆製品、乳製品、小麦粉、そば粉などはアレルギーの反応がよく出る食材なので、納豆を1週間ほど止めて様子をみたり、病院で再度、頭痛の原因やアレルギー検査を受けてはどうですかとお伝えしました。

そして、納豆を取る理由が腸内の細菌を整えることだったので、ぬか漬け、キムチやヨーグルトなどもあるので1つの食材だけに頼らずに色々な食材をローテーションしてみてはどうですかとお伝えしました。

Aさんは納豆を1週間止めると頭痛はなくなり、長い間飲んでいたお薬も必要なくなったそうです。「長い間飲んでいた頭痛薬はなんだったのか」と笑っていました。そして、「納豆は好きなので休みのときだけ食べるようにしています」と報告してくれました。

♡ヒスタミンの多いものは控える

またアレルギーを持っている人は、新鮮な物を食べるようにしましょう。干物など乾燥させたもの、古い食材は取らないようにしましょう。古い食材はヒスタミンが多くなっているのでアレルギーを持っている人には負担になります。

♡ナス科の野菜を控える

また、ナス科の野菜も控えてください。手の湿疹が治らないクライアントBさんを調べるとナスのつけ物が大好きでいつも食べていました。病院でアレルギー検査をして、少し、ナスのつけ物を控えて様子をみてはどうですかとお伝えすると、状態がよい方向に向かいました。ナス科の食べ物はナス、トマト、ピーマン、シシトウ、唐辛子、ジャガイモです。これらは関節炎がある人、関節が痛いときにも控えたほうがいい食材です。

また、体を冷やす陰性の食べ物なので冷え性の人や体調が悪いときは連続して食べ過ぎないようにしましょう。自分が何にアレルギーがあるかは病院などで調べるといいでしょう。

アレルギーをエネルギーレベルでサポートするエッセンスはコルテＰＨＩエッセンスのジェムエッセンスの中のアクアマリンです。

また、アクアマリンは肝臓、腎臓もエネルギーレベルでサポートします。

皮膚にトラブルが出たときに、鎮静作用があり皮膚をエネルギーレベルで抑えるのがコルテＰＨＩエッセンスのセンシティブプラントです。

同ブランドのココナッツパームも皮膚の問題によく、「皮膚は内面生活の保護であり、皮膚は外界との接触を伴う組織」と意識しバランスが取れるようにしてくれます。

♡アレルギーによい食材

○ＥＰＡ・エイコサペンタエン酸（必須脂肪酸）

体内ではつくられない必須脂肪酸の一種

↓　イワシ、サバ、あじ
○ＤＨＡ（必須脂肪酸）
↓　イワシ、サバなどの青魚、カブト煮の目の裏のゼリー状の部分、うなぎ、鮭、筋子
○ケルセチン
古い細胞の残骸を取り除くのを助ける。

お肌の黄ばみやたるみ、しわをつくるスピードを低下させます。

また、プロテアソームを活性化する。活性化されるとミトコンドリアにもよい影響があります。

↓　赤玉ねぎ、りんご、緑茶、ブロッコリー、モロヘイヤ、ブルーベリー、クランベリー、ハーブのディル、酢ずけなどで使われるケイパー、ブロッコリー、芽キャベツ、キャベツ、ケール、オリーブオイル　＊プロテアソームとはタンパク質の分解を行う巨大な酵素複合体。


♡肉体レベルの視点でなく心の視点でも見てみる

皮膚の問題が自己否定、自己愛の欠如、自信のなさの表れである場合にパシフィックエッセンスのバニラリーフは皮膚をエネルギーレベルでサポートします。

コルテＰＨＩエッセンスのロッククリスタルは皮膚の炎症をエネルギーレベルでサポートします。皮膚にトラブルが起きたときは、「自分と他人を強く分けてないか」「人を寄せ付けないようにしていないか」「人とうまく付き合っているか」などを確認してください。

2　美肌を保つ

♡美肌の基本

紫外線を避けることは美肌の基本です。

また、抗酸化物質のサプリメンを飲むこともおすすめです。

美肌には

○ビタミンA　↓　皮膚、粘膜に。

○ビタミンB群　↓　ターンオーバーを正常に、ニキビ、乾燥に。

○ビタミンC　↓　新陳代謝、コラーゲン不足、タバコを吸う人に。

○ビタミンE　↓　肌荒れ、肌の細胞をつくる。ビタミンCと一緒に取るといいです。

○コエンザイムQ10　↓

身体のサビを止める役割のあるミトコンドリア内にある補酵素です。

抗酸化作用。酵素の働きをよくする。コレステロールを除去します。

活性酸素を除去し疲れにくくなる。

美肌、若返りに。

心臓のトラブルに。

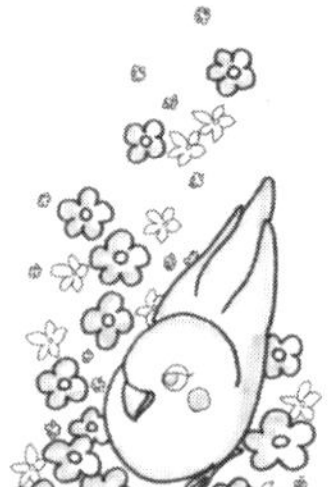

歯周病にも有効です。高血圧にも。

お水だけでサプリメントを飲むより、脂肪分の多い食事のときに取るほうが吸収されやすいです。

基礎代謝が上がるためダイエット効果にも。

コエンザイムＱ10は、恐れや失敗が怖いときに、勇気を与えてくれるようなエネルギーのサプリメントです。

若返りをエネルギーレベルでサポートするのは、コルテＰＨＩエッセンスのフォーエバーヤングエナジー、パシフィックエッセンスのシーホース、ヒマラヤンのエンディュランスなどです。
○α―リポ酸　↓
糖をミトコンドリアに導き入れる役割。

糖分の燃焼。

身体の糖化を防ぎます。

ビタミンＣの４００倍の抗酸化作用。

朝食後に取るとよい。

緑黄色野菜、葉物、トマトに含まれます。
○カテキン　↓
緑茶に含まれる。

ポリフェノールの一種でタンニンと言われる緑茶の渋みの主成分です。

♡日焼けを避ける・紫外線対策

日焼けは控えたほうが美肌でいられます。

野外にいる時間が長いときは日焼け対策には抗炎症成分を取りましょう。

青魚、オリーブオイル、緑茶、オメガ3脂肪酸・オメガ9脂肪酸の多く含む食材やフルーツです。

日焼けをするような日には白い食材、砂糖、トランス脂肪酸などを減らしてみてください。

また、紫外線が強いときは抗酸化作用のあるコエンザイムQ10、ビタミンC、α－リポ酸、カテキン、ポリフェノールのサプリメントもよいです。それでも、日焼けしてしまったときは抗酸化作用のあるトマトジュースとビタミンEを一緒にしばらく継続して飲むのもおすすめです。

そして、フルーツでしたらブルーベリー、クランベリーを生やサプリメントで補ってもいいでしょう。紫外線を多く浴びると活性酸素が多くつくられ細胞のさび（細胞の酸化）の原因になります。

オーストラリアンブッシュフラワーエッセンスのムラムラは日焼けの悪影響をエネルギーレベルでサポートします。

また、これは電磁波やレントゲン、放射線を浴びたときにもよいものです。

それらを浴びた後の悪影響をエネルギーレベルでサポートします。

同社のコンビネーションエッセンスのソラリスもおすすめです。

また、電磁波、レントゲンをたくさん浴びた後、酸化した食物を食べたとき（古い食べ物）も同じで活性酸素がつくられます。

♡イルカとT1エッセンスを使って浄化する方法

電磁波、レントゲンを浴びた後は、コルテPHIエッセンスのイルカとT1エッセンス（飲めないエッセンス）の2本を使って、ネガティブなエネルギーを浄化できます。

① クライアントさんは椅子に座ります。
② クライアントさんの両足の間にT1を置きます。（T1のボトルに触れるように両足で挟む）
③ カウンセラーはイルカのボトルを手に取ります。
イルカのボトルをクライアントさんの頭の上からゆっくりT1の位置（足の下）まで動かします。クライアントさんの体前面のオーラをなでるように数回繰り返します。クライアントさんのネガティブなエネルギーをT1が吸収します。体の前面だけでなく、左右、背面も行いましょう。これは、T1がネガティブなエネルギーを吸いとり、イルカの波動でクライアントさんのオーラ体をきれいに掃除するような感じです。
⑤ 終わったらT1をクライアントさんの足元からとります。
⑥ すべてが終了したら、窓を開けます。
そして、カウンセラーは2つのボトルを手に取り「白い光」を自分の中でイメージします。

そして、その「白い光」の息を吹きかけます。このときにボトルをクリーニングするという意志を持って行います。

そして窓を閉めたら終了です。

♡ＡＧＥ（老化物質）を取り入れない

ＡＧＥは終末糖化産物と言います。タンパク質と糖が結合してできる物質のことです。タンパク質は20種類のアミノ酸で構成されています。

このアミノ酸と糖が加熱されると食べ物は茶色になります。

例えば、どれもおいしいのですが、トーストした食パン、焼きおにぎり、お好み焼き、パンケーキ、揚げ物はＡＧＥが大量に発生します。

料理は生、蒸す、茹でる、煮る、炒める、焼く、揚げる順にＡＧＥの量が多くなります。

このＡＧＥを身体に溜めないことが肌、骨、血管、脳の健康を保つことになります。

白内障もＡＧＥが関係していると言われています。

パンやおにぎりを焼くと茶色くなるように、水晶体の中に存在するタンパク質（クリスタリンタンパク質）のクリスタリンにＡＧＥができると水晶体の濁りになります。

透明度を失い視力に障害が出てきます。

ＡＧＥが体内に蓄積するのは体内のタンパク質が糖化する。

または食事で取ったＡＧＥが体内に蓄積するからです。

このようなことからバランスよく調理法をローテーションすることが大切です。

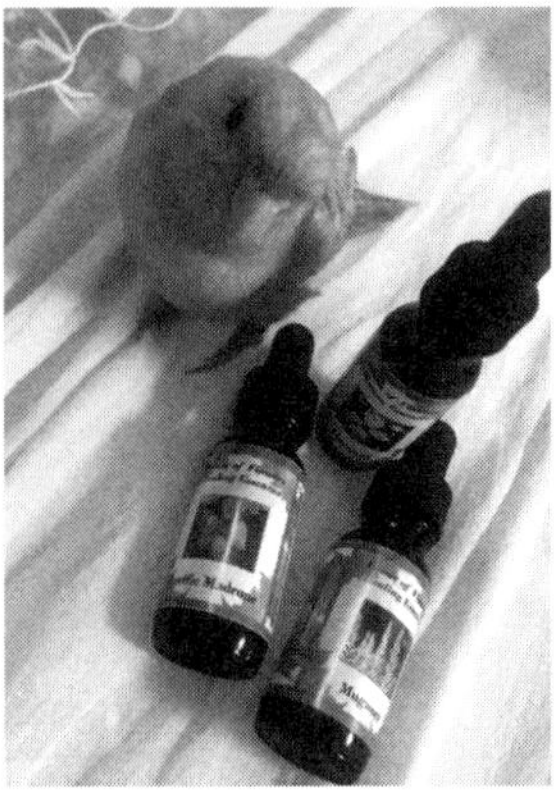

3　タバコと髪との関係

♡タバコを吸っている人の肌・髪

タバコを吸うと活性酸素が体内で発生します。

タバコを吸うと毛細血管が収縮し細胞に栄養がいかなくなり、老廃物がうまく排出されずに黒っぽい肌になります。

そして、身体の末端の血管が収縮して温度が2～3度下がります。そのため、髪が薄くなることもでてきます。

アメリカのハーバード大学で行われた研究でタバコはＤＨＴ（ジヒドロテストステロン）と関係していると発表されました。

喫煙者はＤＨＴが多く、頭頂部や前頭部にあるテストステロンの受容体と結びつき、薄毛になるという研究結果があります。

ＤＨＴは毛乳頭にある男性ホルモンレセプターと結合し脱毛因子をつくり出します。

ＤＨＴは男女共に年を重ねると増えてきます。

女性はＤＨＴの影響で髪が薄くなったり、顔のムダ毛、血管が目立つようになります。

ＤＨＴを下げる食材は緑茶、パンプキンオイルです。

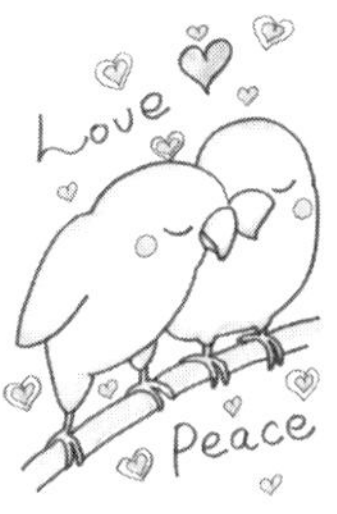

年を重ねることで、エストレゲン低下も関係しているので葛も一緒に取り入れてください。緑茶を葛でとろみをつけて飲むのもいいでしょう。

テストステロン（男性ホルモン）が5αリダクターゼの酵素と結びつき、DHT（より強力な男性ホルモン）に変換されます。

髪によいサプリメントはビタミンC、ビタミンE、タバコの煙を吸うことで消費されるのがビタミンB12などです。

そして、タバコを吸っている人は、ビタミンCなどを多く含む抗酸化物質を取るなどして対策しましょう。

コルテPHIエッセンスのジェムエッセンスのクリア・クォーツは肌、髪の老廃物を排泄する促進効果と、洗浄効果をエネルギーレベルでサポートします。

また、タバコを止めたいときには、コルテPHIエッセンスのアルニカ、モーニンググローリーとさらに、それぞれの人に必要なエッセンスを同時に飲みます。

そして、それぞれの人に必要なエッセンスはコルテPHIエッセンスのカウンセラーの資格を持った人に選んでもらいましょう。

オーストラリアンブッシュフラワーエッセンスですと、たばこの習慣をなくすのに、まず、モンガワラタ（意思を強くする）を2～4週間飲みます。

そして、習慣を止めるのに、ボトルブラシ（注意：通常の飲用は1週間）やボロニア（1日中タバコのことを考える、タバコ中毒に）を飲んでみましょう。

♡タバコで得られる幸福感から離れるには

また、タバコのニコチンは脳内の快楽ホルモンであるドーパミンが分泌されるので、幸福な気持ちになります。

ドーパミンが増えすぎると依存の原因になります。

タバコを止めると、その代償に甘いものを食べるようになる人が多いのはこの幸福な気持ちを感じたいからと言われています。

また、口淋しくて食べ過ぎる問題もでてきます。

タバコを止めると決めたら、タバコで得ていた幸福感の感情を支える、そして、ニコチン中毒の禁断症状にフラワーエッセンスのサポートも借りましょう。

止めるのに自分だけではできないときは、専門家の助けを借りることも大切です。

そして、メンソールタイプのタバコを吸う人は、口に残る爽快感がすっきりしていいとも言います。

したがって、ペパーミントのハーブティーを飲用したり、アロマのエッセンシャルオイルのペパーミントをタバコが吸いたくなったときに容量を守って香りを嗅いでみてください。

そして、タバコの毒素を処理するのが肝臓です。

生体化学の視点ではお茶としてミルクシスル（マリアアザミ）、アンティチョーク、チコリ、ダンディライオン（タンポポの根）が肝臓をサポートします。

禁煙中はイライラする、落ち着きがないなどの離脱症状が現れます。その感情もサポートしましょう。

イライラの感情はエネルギーレベルで肝臓と関わります。

イライラ、いきどおりのときに肝経に作用するパシフィックエッセンスのジェムエッセンスのグリーンガーネットがあります。

そして、これはネガティブな感情を洗い流してくれる洗剤のようだと言われています。

このジェムエッセンスをクレイパックに入れて肝臓の上に7日間置くと、エネルギーレベルで毒素が除去されます。

喫煙に繋がる感情的な問題、ストレス、イライラ、不安などの根本的に持っている感情、つまり、自分の心に向き合うことも大切です。

ネガティブな感情、イライラ、嫉妬、自分勝手な考えや行動、不安や恐怖を持ち続けると、副腎から高濃度のアドレナリンが自分自身の体内に行き渡り、強い疲労に繋がります。

このようなことからも、ネガティブな感情を早く癒やす大切さが理解できるでしょう。

ノーマン・ウォーカー氏が著書の中で、「自制心（セルフコントロール）は副腎との協力関係の結果」と述べています。

喫煙をしたいと思っていても、自制心が効かない人、副腎をエネルギーレベルでサポートするのはオーストラリアンブッシュフラワーエッセンスではマクロカーパです。

タバコ、アルコールなどの依存性の物を断つのにパシフィックエッセンスのフォーシシア、アラゴナイト。

アラレタマのタッシやアッサなどです。

そして、21日間、3週間ものごとを続けると習慣となります。

まずは3週間を目安にチャレンジしてみましょう。

できたら次は66日間、約2か月を目標にしてみてください。

また、自分はたばこを吸わないけれど、家族やパートナー職場などで喫煙者がそばにいるときには、コエンザイムQ10、ビタミンC、ビタミンE、β－カロチンを多く含む食べ物を食べたり、サプリメントで補うといいでしょう。

♡喫煙者がそばにいるときに

○コエンザイムQ10
　↓　いわし、青魚、肉類、ブロッコリー、はまちの刺し身
○ビタミンC
　↓　ブロッコリー、キャベツ、赤ピーマン、ゴーヤ、キウイ、いちご、柿、芋

○ビタミンE
↓　アーモンド、ナッツ類、うなぎ、たらこ、かぼちゃ、アボガド、魚介類、植物油
○β－カロチン
↓　にんじん、ほうれん草、ピーマン、かぼちゃ、緑黄色野菜、柑橘類、スイカ

タバコは特に肺に負担をかけます。肺の問題を持っている人は少しでも早くタバコを控えるようにしましょう。

コルテPHIエッセンスのジェムエッセンスのブルートルマリン、クリア・クォーツは肺機能の活性化をエネルギーレベルでサポートします。

また、タバコは血管を傷つける原因の1つなので、閉経を迎えた女性は女性ホルモンの減少で身体が大きな負担をより受けるようになるので特にタバコを吸うのを気をつけましょう。

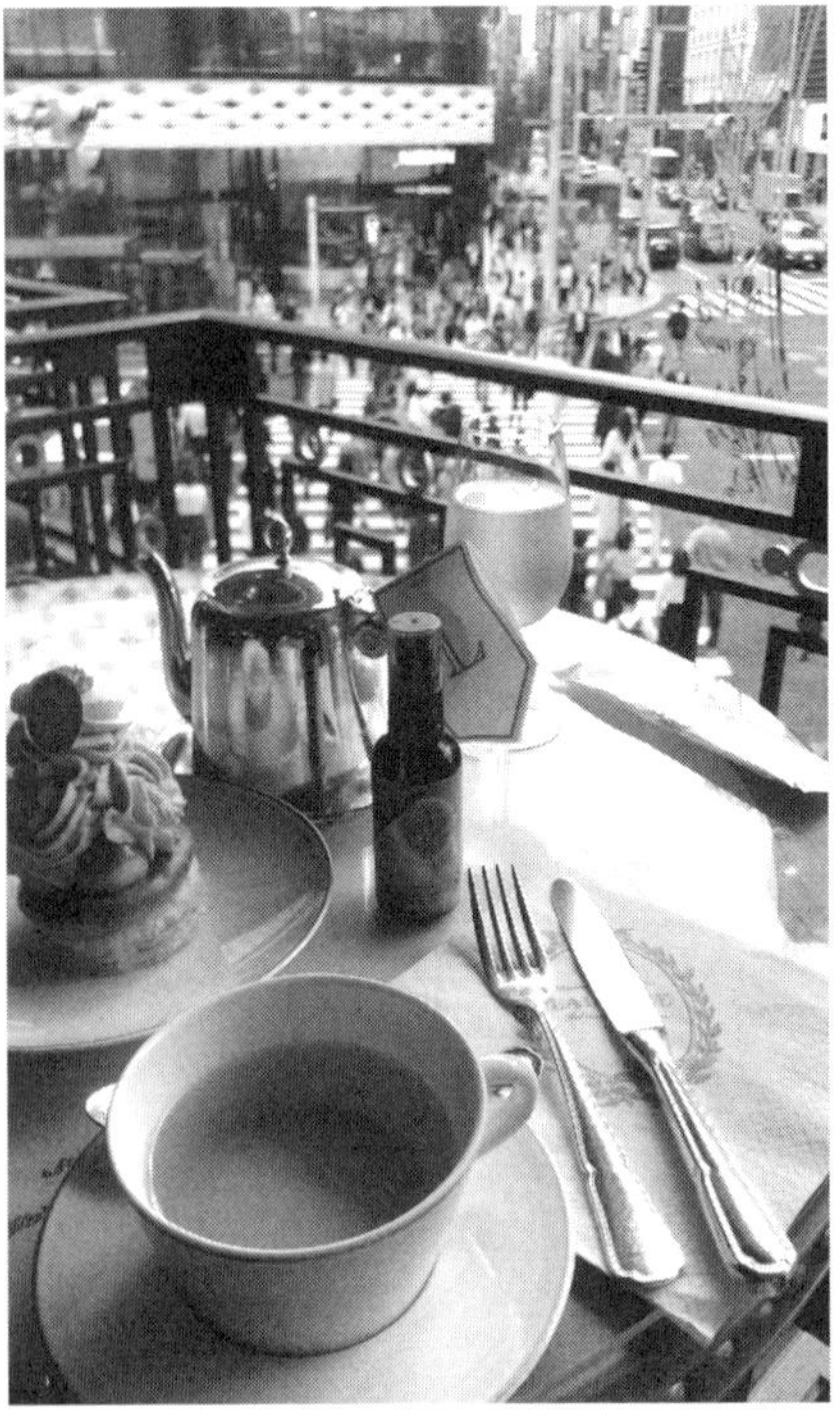

4　サプリメント

♡アセチル－Lシステイン、L－メチオニン
グルタチオンの前駆物質。強力な解毒作用。

♡MSM
関節痛に。
コルテPHIエッセンスのアニマルエッセンスの中のアリが関節の硬化、関節炎をエネルギーレベルでサポートします。
年配の人の膝痛には同ブランドのアニマルエッセンスのタランチュラとジェムエッセンスのウォーターメロントルマリンがエネルギーレベルでサポートします。

♡ターメリック
カレーの主成分のターメリック（ウコン）は関節炎で悩む人におすすめです。
ターメリックに含まれる黄色い色素成分のクルクミンは肝細胞の活性化にもいいです。
シワ、シミの予防。アンチエイジングに。

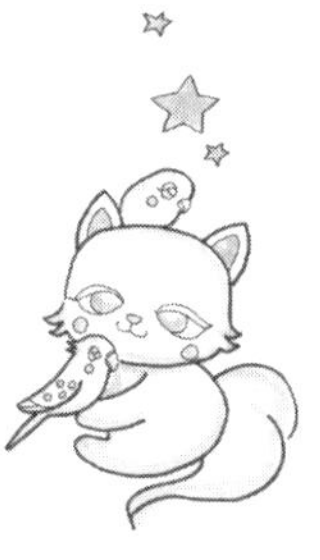

♡グルタチオン

グルタチオンは体の中のほとんどの細胞に存在しています。抗酸化物質の1つです。フリーラジカルや活性酸素から細胞を保護し老化防止の栄養素とも言われています。薬物などの解毒効果。グルタチオンはさび取りして疲れたビタミンCを還元型ビタミンCに戻します。メラニンを抑えて美白に。お酒を飲んだ後の二日酔いのアセトアルデヒドを無害化します。

♡ビタミンA

感染症、ニキビ肌、視力低下、アレルギー、切り傷を綺麗にする。癒しと強力な抗酸化剤です。

ビタミンAは脂溶性なので継続して取らないようにしましょう。

更年期の膣の乾燥にはビタミンAとβ－カロチンが膣の粘膜を強くします。

エネルギーレベルでは他人からどう見られているというネガティブな感情を自分の限界を感じないで、また、非難する気持ちをよい方向に変えてくれます。

♡ビタミンB群

身体全体のさまざまな反応に関わっていて気分、食欲を調整します。

デトックスサプリとして。

ホルモンの変動による胸の張りや痛みにも。

関節炎、貧血改善に。赤血球の形成を助けるので細胞レベルでサポートしてくれます。

また、甘い物、パンやパスタを多く食べるならB群を意識して取りましょう。

パンを食べたいときは全粒粉穀物のB群を必要としているときもあります。

何かを考えているだけでビタミンB6、ビタミンB9、ビタミンB12は使われます。

つまり、知的作業や記憶することにビタミンB群は使われます。

エネルギーレベルでは不安の解消、気分を安定、幸福感を感じさせてくれる、自分の限界をもうけずに、非難する気持ちを取ってくれるビタミンです。

ニキビ肌にも。

♡亜鉛

新陳代謝に。

更年期の女性に亜鉛はホルモンバランスを維持し骨や髪の維持をします。

視力、白内障の予防に。

大脳に大切で気分のバランスを促し元気、明るい気分にさせてくれます。

味覚、臭覚にも影響します。

エネルギーレベルでは仕事に圧倒されているときに、物事を中途半端にしてしまう人によい栄養素です。

自信を高めてくれます。

お酒を飲む人は不足しやすいので意識して取るようにしましょう。

また、妊娠を考えている人は生殖器に関係ある栄養素なので食材で取り入れてください。

♡クエン酸

疲労物質を分解。鉄、カルシウムなどを体内に吸収しやすく変えます。

♡L―カルチニン

デトックス。脂肪をミトコンドリアに導き入れる。

脂肪分解酵素を分泌させる脂肪燃焼するのでダイエットにも。

運動をする30分前に取るといい。

お肉、乳製品にはこのL―カルニチンが多く含まれています。

穀類、果物、野菜にはほとんど含まれていません。

♡アシドフィルス

乳酸菌です。

腸内細菌フローラをよい状態に保ちます。

抗生物質を長い期間飲んでいるときは、腸内の悪い菌だけでなく、よい菌まで殺してしまうので、乳酸菌を取り入れてでサポートするのがおすすめです。

カンジダ症にも。

コルテPHIエッセンスのトランペットフランネルカップはカンジダ症の虚弱や集中力障害が思考に悪影響を与えているときに。

♡鉄

血液の生成を助けます。

赤血球の寿命は3、4か月です。そして、古い赤血球が処理され再利用されますが、そのときに鉄が必要です。

鉄が不足すると貧血が起きます。貧血の人は毎月の生理で血液を失うので体内の鉄の保有量は専門家に相談をして補給をしましょう。

そして、鉄のサプリは自己判断で飲まないようにしましょう。

取りすぎると肝臓のダメージを起すことがあります。

鉄は、エネルギーレベルでは自信を持てるようにします。

また、セレトニンをつくるのに鉄が必要です。

神経伝達物質セレトニンは不足すると、うつ病になりやすくなります。

また、鉄分不足は酸素が身体に十分行き渡らず頭がぼんやりしたり、気分が沈みやすくなります。

また、目の下のクマにもいいです。

鉄分にはヘム鉄（動物性食品の多くに含まれます）、非ヘム鉄（植物性食品の多くに含まれます）があります。

ヘム鉄のほうが吸収率が高いです。

ヘム鉄、非ヘム鉄を食べる割合のバランスを取りましょう。

鉄分が多い食材
↓　肉類、レバー、かつお、ひじき、きくらげ、小松菜、あさり、焼き海苔

♡サプリメントを飲むときの注意事項

すべてのサプリメントはあくまでも体調を整えるために一時的に使い補助的なものと考えてください。そのため長期間飲み続けないでください。２週間飲んだら、２週間休むのが副作用もなくおすすめの取り方です。天然と言われているサプリメントも同じです。

また、デメリットの情報も調べてから飲みましょう。

そして、持病、病気の人、妊婦の人は必ず医師に相談してから飲んでください。

また、食後に飲むといいビタミンはビタミンA、ビタミンD、ビタミンE、ビタミンKです。こ

れらは脂溶性だからです。亜鉛は食事前は気持ち悪くなりやすいので控えましょう。そして、サプリメントは一緒に取らないほうがいい物もありますので、必ず注意点や飲み合わせを確認してから飲みましょう。

例えば、ビタミンEと鉄。亜鉛とカルシウム。亜鉛と鉄。亜鉛と食物繊維。コエンザイムQ10とキチンキトサン。ビタミンCと女性ホルモンサプリは一緒に取らないようにしてください。効果を低下させます。

♡ハーブティー

○ゴッコラ

神経を守るので脳を守り、脳機能を高めるコラーゲンの増加。

血管の弾力を高めます。

ミトコンドリアを刺激します。

老化をもたらすプロジエリン（たんぱく質）の働きを抑えます。

世界保健機構が世界貴重薬草の指定しました。

↓　ハーブティーがあります。

○アマラキ

アユールヴェーダではアムラと言われ、インドの言葉できれいにするものを意味します。

また、エンブリカとも言われます。

ブッダが見つけた長寿薬です。

ビタミンCを多く含みます。レモンの10倍。ポリフェノールは赤ワインの30倍。

肝臓を守ります。

抜け毛や白髪の改善に。

視力回復、緑内障によいです。コルテPHIエッセンスのアニマルエッセンスのワシが目によいです。

プロコラーゲンの量を増やします。ミトコンドリアの働きを高めます。

↓　ハーブティーがあります。

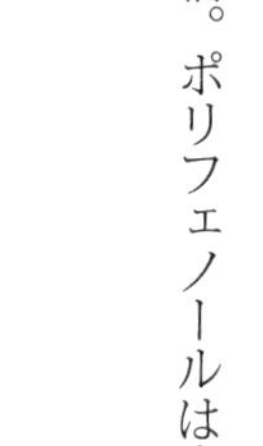

○パナックジンセン（朝鮮人参）
長寿のハーブの1つです。
サーチュインを活性化します（163頁参考）。
あらゆるホルモンを増やしてくれます。
↓　パナックジンセンを漬け込んだジュースや
サプリメントがあります。
※プロコラーゲンとは、コラーゲンの前駆体です。

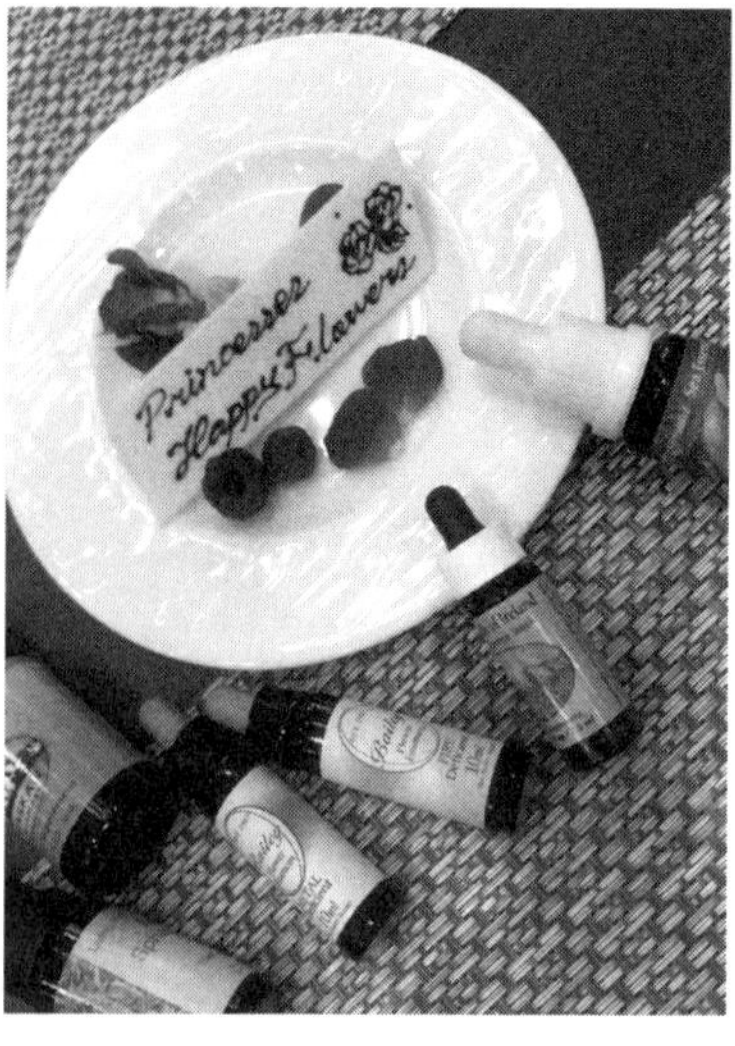

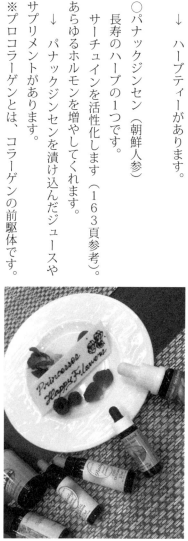

5　オイル（油）について

♡体内で生成できない必須脂肪酸

油には飽和脂肪酸、不飽和脂肪酸があります。
飽和脂肪酸は乳製品や肉などの動物性脂肪に含まれています。常温で固体。
不飽和脂肪酸は植物油、魚の脂に含まれています。常温で液体。
そして、体内で生成できないものがあります。
それが必須脂肪酸です。

① リノール酸
② リノレン酸
③ アラキドン酸

この必須脂肪酸を食事などで取り入れましょう。
必須脂肪酸にはオメガ6脂肪酸、オメガ3脂肪酸があります。
これを2対1の割合で取るのが理想です。
○オメガ6脂肪酸　↓　紅花油、サンフラワー油、コーン油、ゴマ油など。
オメガ6脂肪酸の取りすぎはアトピー、花粉症、関節炎、さまざまな炎症の原因になりますので

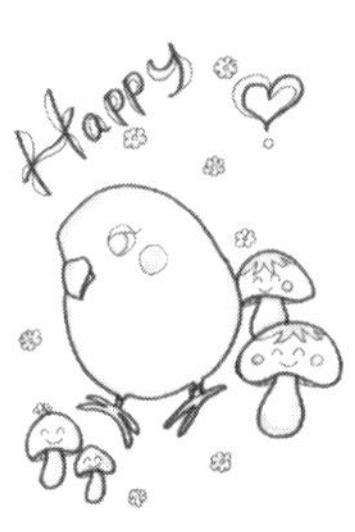

注意しましょう。

○オメガ3脂肪酸　↓　フラックスオイル（亜麻仁油）、エゴマ油（しそ油）など。

オメガ3脂肪酸は病気の治療に。不妊に。

免疫機能、心臓の機能、消化、生殖、体温調整のホルモンの原材料とも言われています。

女性ホルモンの原料にもなるので積極的に取り入れてください。

また、不足はお肌の乾燥、ひび割れ、髪の毛が抜けやすくなります。

エゴマは実もあるのでサラダなどに混ぜてもいいです。

♡良質の油を取り細胞膜からきれいに

良質な油を取ることで、細胞膜も美しくいられます。

細胞膜はリン脂質、たんぱく質でできていて細胞を包んでいる膜です。

私たちは約60兆個の細胞からできているので、よりよい細胞の再生をするためにもよい油を取ることは大切です。

日本人が油を多く使う天ぷら、炒めなどを取りすぎると、欧米人と比べると、膵臓に負担がかかりやすくなります。

油物を好んで食べている人は、お腹の上腹部に痛みを感じることもあるかもしれません（膵臓の痛み）。

年を重ねるとあまり揚げ物を食べられなくなるのは肝臓、胆嚢、膵臓の衰え始めたサインです。

また、いつも揚げ物が食べたい人は脂溶性ビタミンが不足していることもあります。

アボガドをサラダにして、ドレッシングのオイルはココナッツオイルやフラックスオイル（亜麻仁油）にして、チアシードをトッピングしてみてください。

油には良質な油、そうでない油がありますが、美しさのことを考えるなら、特にトランス脂肪酸は時々楽しむぐらいにしてできるだけ控えましょう。

また、オメガ6脂肪酸のオイルを加熱するとトランス型に変わります。

トランス脂肪酸は植物油に水素を添加してつくる身体によくない油です。

加工食品や油で揚げるお菓子に多いので取りすぎないようにしましょう。

♡細胞レベルをエネルギーレベルでサポートするエッセンス

パシフィックエッセンスで細胞レベルでの知性の強化、侵入者への防御をエネルギーレベルでサポートするのが木のエッセンスのパシフィックユーです。

木のエッセンスのコッパビーチはエネルギーレベルで細胞レベルでの錬金術的シフトさせます。

このエッセンスは生殖器、体温、動悸にエネルギーレベルでよいものです。

そして、胸のあたりにエネルギーがありすぎる高血圧の問題があるときにもエネルギーレベルでサポートします。

細胞レベルの記憶、パターンの再生をエネルギー的にサポートするのは同ブランドのシーエッセンスのダイアトームです。

また、アンジェリックエッセンスのイン・ライトは1つひとつの細胞に光を満たします。そして、自分の肉体の細胞を通じて、アカシックレコードやすべての歴史、そして未来などにアクセスできます。

♡良質の脂肪酸は感情を整える

脳はおおよそ脂質60％、たんぱく質40％でつくられています。

そのため良質の脂肪酸を取るとキレたりしにくくなり、脳も穏やかになります。

オイルからだけでなく、良質のお魚からも取り入れてください。

6　乳製品について

♡乳糖に不耐性のある人

日本人は牛乳や乳製品を取ったときに、乳糖を分解するラクターゼという酵素を体内に持っている人が少ない民族です。

日本人の85パーセント以上の人がこの酵素を持っていないと言われています。

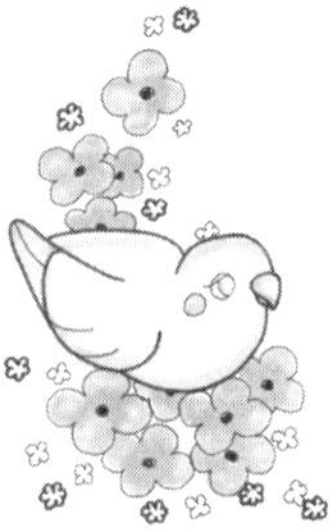

そして、この腸の粘膜でつくられる酵素は年齢とともに少なくなります。まれに、この酵素を持っていない、または少ない人たちを「乳糖に不耐性がある」といいます。

また、乳糖を消化できず消化不良を起こしている人も多いと言われています。

このような理由から日本人は牛乳や乳製品を連日取り過ぎないことや、集中力が必要なときは一時、控えるなどしてみてください。

7　ダイエット

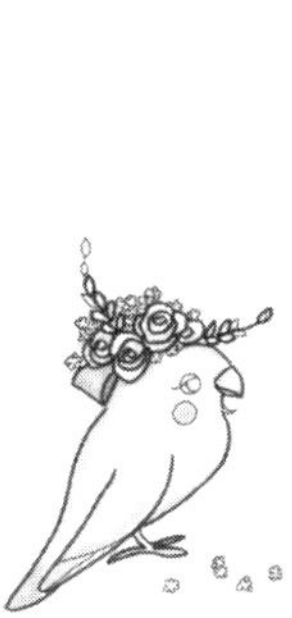

♡酵素とレプチン

脂肪組織から分泌されるレプチンというホルモンは食事を始めて約20分で分泌されます。

そして、レプチンが血液中に流れて脳に満腹感を感じるシグナルを出します。

ゆっくり時間をかけ食べることでレプチンが分泌され食べ過ぎを防ぐことができます。

また、食べ過ぎないことや消化に負担がかからない物を食べることで、消化に酵素を使いすぎることを防ぐことができます。

その結果、消化に使われる酵素が他で使われ免疫力アップにも繋がります。

酵素とは、生の食べ物（ローフード）、穀物、野菜、フルーツ、ナッツなどに多く含まれています。

そして、酵素は50度以上の熱に弱く、60度で死滅します。

♡ダイエットにはよく噛むこと

よく噛むことで食欲も制御されます。

また、よく噛むことで唾液もよく出て、農薬や食品添加物の有害成分を除去したり、発ガン性物質も口の中で中和されると言われています。

早食いはレプチンやインスリンの働きを狂わせるので太りやすくなり、糖尿病の問題も出てきます。

そして、よく噛むと幸せホルモンのセレトニンが分泌されやすいと言われています。

ダイエットをするときには特に時間をかけて食事をすること、つまり、よく噛むことが大切です。

レプチンは食欲のコントロールにも関わるホルモンです。

ご馳走を食べた翌日は体内のレプチン濃度が上がっています。それによりレプチンの感受性が鈍ります。

そのため、次の日も満腹を感じにくく食べ過ぎてしまいます。レプチン濃度を正常に戻すために、ご馳走を食べた次の日は粗食をこころがけることが大切です。

そして、食事をするときに味わいながら感謝をしながら食べることも大切です。

また、ダイエットをしたいときに覚えておくといいことは、体内でブドウ糖に分解されるスピードが速いものは脂肪になりやすということです。穀類、いも類、砂糖、果物です。

脂肪はウエスト周りなど、ついてほしくないところにつくとがっかりしますが、この脂肪にも役割があります。

体温を保ち、エネルギーの貯蔵庫です。人体の機能に大切な役割も果たしています。ビタミンA、ビタミンD、ビタミンE、ビタミンKが脂肪を運搬する働きがあり、これらのビタミンは油に溶けます。

つまり、体内のビタミンのバランスを取るのに脂肪は必要なのです。

身体によい脂肪は不飽和脂肪酸です。

そして、食材ですとオリーブオイル、紅花油、ひまわり油、フレックスオイル（亜麻仁油）、エゴマ油、ひよこ豆、オリーブ、全粒小麦、米、ヘイゼルナッツ、ピーカンナッツ、アーモンド、くるみ、ピスタチオ、ごま、にしん、鯖、鮭、などがあります。

脂肪の多い食事はミトコンドリアのオートファジー（オートは自分、ファジーは食べること）を低下させます。

オートファジーとは自分自身が自分の古い細胞の一部を食べて新しい物をつくり出すことです。つまり、油の多い食事を続けることは細胞にいらない物を溜め込んでしまいます。認知症にもオートファジーがうまくできずに古いたんぱく質がだんだん、神経の中に溜まっているのが原因の１つとも言われています。

ダイエットもこれらのことも踏まえて行うことでよい結果が期待できるでしょう。また、温かい物を取ると、胃と腸の間にある幽門が刺激され締まることで満腹感をえられます。

♡サプリメント

脂肪を運搬するビタミンAは脂溶性なので、取るときは良質の油と一緒に取るのがおすすめです。脂肪分を多く摂りすぎた後は、緊急処置としてキチンキトサンのサプリメントを食後1時間以内に飲むといいと言われています。余分な栄養素を吸収して排出を促します。

キチンキトサンのサプリは甲殻類アレルギー（カニ、エビなど）の人は飲まないでください。しかし、注意点は、これはビタミンも排出してしまうので毎日飲むものではありません。

ダイエットで減量しにくい人をエネルギーレベルでサポートするのがコルテPHIエッセンスのケープリードワートです。

パシフィックエッセンスのチックウィード、ジェムエッセンスのフロライトもエネルギーレベルでダイエットをサポートします。

また、ダイエットがうまくいかずに、自分自身の外見に自信がないときには、パワーオブフラワーヒーリングのヒールボディーイメージブレンドがおすすめです。

過食症また拒食症にも有効なのがFESのマンザニータ。パワーオブフラワーヒーリングエッセンスのパシフィックマドロンです。

この2本のエッセンスはどちらも母親との問題、幼児期に愛や温もりを受け取ることができなかった人のエッセンスでもあります。

また、過食、拒食の問題がある人はパシフィックエッセンスのシーエッセンスのシーパームがエネルギーレベルでサポートします。

そして、食に関わる問題がある人は母親との関係を見直してみましょう。

気づきがあれば、ＦＥＳのマリポサリリー、オーストラリアンブッシュフラワーのボアブ、アンジエリックエッセンスのヒーリングマザーなど母親との関係を癒すフラワーエッセンスを試してみてください。

♡リンパのこと

同じ姿勢で長時間座っていたり、極端に歩くことをしないとリンパの抹消部分で循環不良が起きてむくみやすくなります。

このように運動不足でリンパの流れが悪いと、風邪をひいたり、むくみや頭痛、発疹、花粉症、アレルギー症状が出やすくなります。

また、リンパが詰まっていたら、牛乳などの脂肪分を控えましょう。

オーストラリアンブッシュフラワーエッセンスのブッシュアイリスはリンパの流れをエネルギーレベルで整えてくれます。

コルテＰＨＩエッセンスのアマゾナスはエネルギーレベルでリンパの機能を促進して老廃物の排出を促します。

むくみには利尿作用のある、小豆、ハトムギ、大根を取ってみてください。

むくみやすい食材は塩分の多い物、身体を冷やす物、カフェインを含む物、もち米、銀杏です。

♡交感神経の乱れは痩せない原因

内臓の働きなどを調整する、呼吸、エネルギーを消費する代謝、体温調整など、24時間私たちの意志でなく働いているのが自律神経です。

自律神経は自分でコントロールできません。

そして、自律神経には交感神経と副交換神経の2つがあります。

交感神経は車の部品で例えるとアクセルです。副交感神経はブレーキです。

交感神経が優位になり続けると冷えや血流が悪くなり痩せにくくなる原因の1つになります。身体全体の統括を行う自律神経が低下すると代謝、ホルモン、免疫も低下します。

また、体内に毒素が溜まると、代謝、ホルモン、免疫を司る自律神経が解毒を行うことになり、自律神経のバランスが崩れます。自律神経を整えるには、あまりストイックになったり、神経質にならずに楽に生きることです。コルテPHIエッセンスで神経系のバランスをエネルギーレベルでサポートするのがジェムエッセンスのトパーズです。

感情をコントロールするのにたんぱく質を合成するアミノ酸が関係あります。ストレスなど感じたときには神経物質が脳に伝わります。

この神経伝達物質をつくっているのがアミノ酸です。

穏やかな気持ちを感じるにはセレトニン（必須アミノ酸のトリフトファンから生産）をつくる材料が必要です。また、セレトニンをつくるのに鉄分が必要です。

♡セレトニンの原料、必須アミノ酸のトリフトファンを含む食材

炭水化物（ごはん、パン、麺）

ヨーグルト、チーズ、大豆製品、豆腐、納豆、味噌、かつお、まぐろ、バナナ。

トリフトファンはビタミンＢ６の食材のレバー、牡蠣、さんま、あさり、さつまいも（アミノ酸の代謝を助けます）や鉄分と一緒に取るのが理想的です。

女性はビタミンＢ６、男性はビタミンＢ12の不足がうつ病と関係あるという研究結果があります。

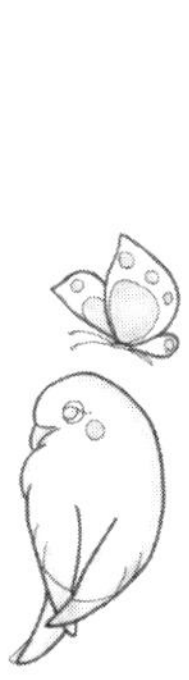

8　美容によいミネラル

♡亜鉛

粘膜の修正と細胞の分裂に必要です。

亜鉛は美肌効果にも。

そして、傷を治す。口内炎、歯茎が腫れるのは粘膜が弱っているサインですので、亜鉛を取りましょう。

亜鉛の取りすぎは銅の吸収を妨げますので、バランスを考えて取ってください。

銅は鉄が血液のヘモグロビンをつくるときに必要です。

血液の再生をエネルギーレベルでサポートするのがコルテPHIエッセンスのヘマタイトです。

お肌、髪、爪も美しく保ちます。

食材↓　牡蠣、あさり、しじみ、ひじき、わかめ、昆布、海苔

♡**マグネシウム**
艶やかな黒髪に。

亜鉛とマグネシウムを同時に取るなら海藻からとるといいでしょう。

また、マグネシウムを吸収するのに、同じ骨や歯の成分であるカルシウムも必要です。

カルシウム2対マグネシウム1の割合が理想です。この2つを同時にとってください。もともとマグネシウムは体内の保有量も少なくストレスがかかると不足しやすいものです。

マグネシウムはお腹周りの中性脂肪を代謝アップさせ減らしてくれます。また、便を柔らかくします。そのため、便秘の改善にも。

マグネシウムや亜鉛は酵素がうまく働くためにサポートします。

食材　↓　肉類、魚、干しエビ、木綿豆腐、海藻のあおさ、ひじき、わかめ、昆布、ゴマ、アーモンド、ピーナッツ、カシューナッツなどのナッツ、ココア、緑の濃い野菜

7章

心の安定したHappyな女性でいるために

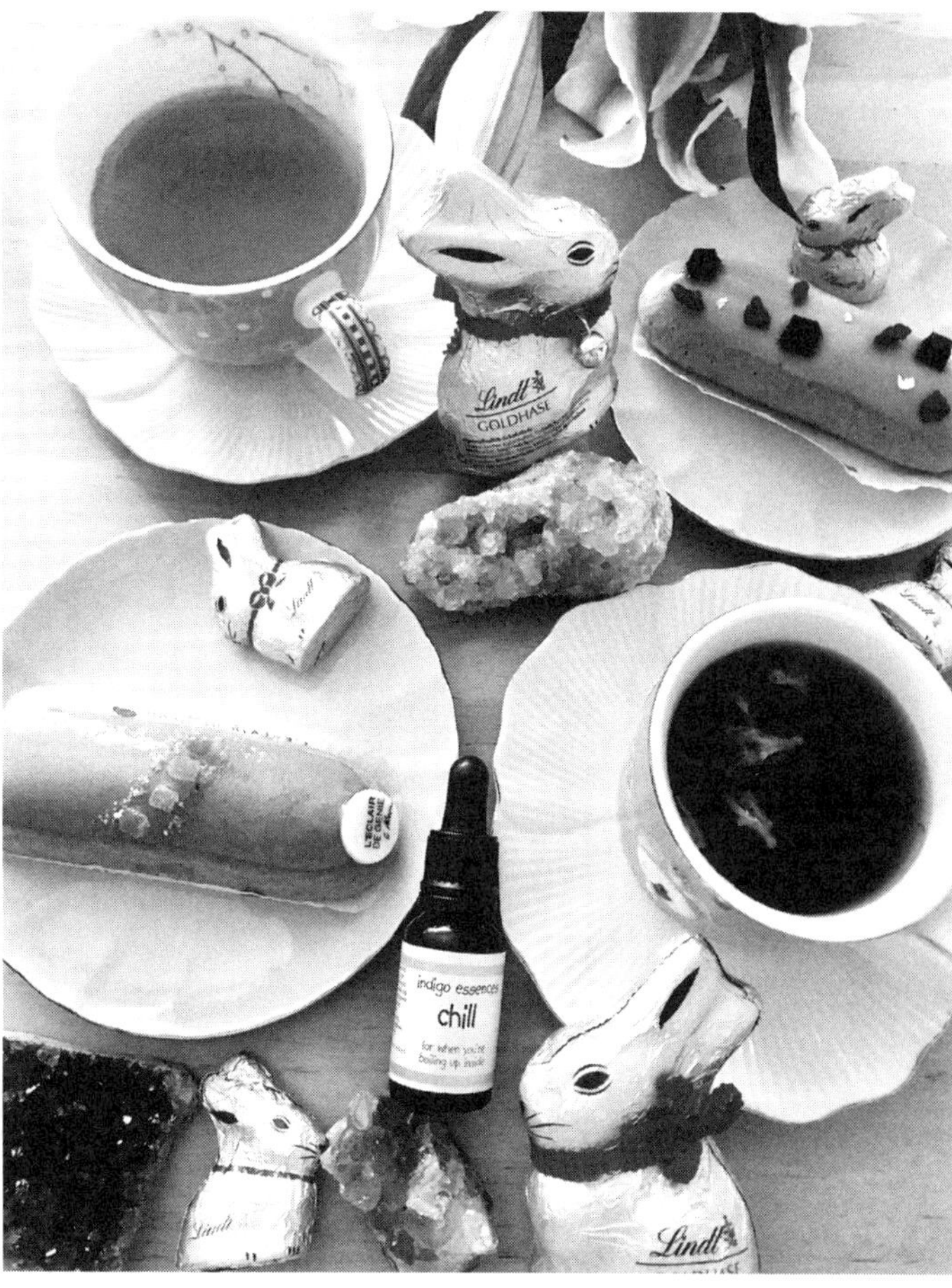

1　食べ物の影響

聖者のパラハンサ・ヨガナンダ大使が食べ物と磁気のことについて述べています。一部抜粋して紹介します。

♡食べ物と磁気

「人は磁気を働かせることを学ぶべきです。すべての人は磁気をもっていて、そのパワーによって正しい夫、正しい妻、正しいビジネスなど、そうしたものを引き寄せます。

そして、劣等感はその磁気を台無しにします。

磁力をもつためには、身体を毒から守る必要があります。

内面がクリーンであれば、あなたの全エネルギーは目から、顔から、身体から発散されるのです。食事には注意が必要です。ローフード（生食のこと。酵素や栄養素を含む食べ物を多く食べる）は磁気を生成します。

ビート（ビーツとも言います。マジェンタカラーの鮮やかな野菜）、ほうれん草、そしてレタスは生命力に満ちている。

それと同時に磁力を与えてくれます。

肉を摂りすぎると磁気を失う原因となります。

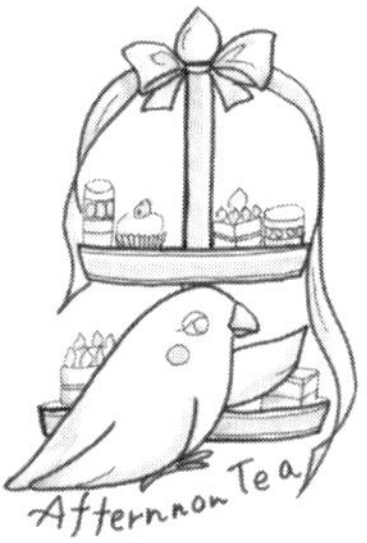

なぜなら動物の磁気が、知らぬ間にあなたの磁気を損なうからです。

もし、毎日食するのを習慣とするなら磁気性能を破壊してしまいます。

人の目や身体の磁気は、食べ物の種類によって弱められたり強化されたりしているのです」。

♡動物性たんぱく質

動物性たんぱく質（お肉、お肉の加工食品、牛乳、乳製品）を取りすぎると、腸内で毒素をつくり出してしまいます。

この毒素（インドール、メタンガス、アンモニア、ヒスタミン、ニトロソアミン）を解毒するのに腸内と肝臓で酵素がたくさん使われます。

そして、活性酸素がつくられます。

これらの食べ過ぎには注意し、お野菜の割合を増やしましょう。

♡抗酸化物質

抗酸化物質にはビタミンA、ビタミンC、ビタミンE、β−カロチン、グレープシード、フラバンジェノール、カテキン、ポリフェノール、リコピン、ミネラルのセレン（セレニウム）などがあります。

ポリフェノールは単体の成分ではなく、一定の構造を持っているものをいいます。

ブルーベリー、ぶどう、いちごに含まれるアントシアニンや、大豆に含まれるイソフラボン、緑茶に含まれるカテキンなどがあります。

これらを単体で食べるのではなく複数の食材をバランスよく食べましょう。

♡磁気を体験するには

磁気の感覚を感じたい人は感じ方にはもちろん、個人差もあると思いますが、オーガニックの摘みたてのレタスのサラダなどを食べてみてください。

敏感な人は指先がピリピリしたようなエネルギーを強く感じ、そして、身体を取り囲むオーラも広がるような感覚を受けるのではないでしょうか。

♡食べた物が身体をつくる

私自身の経験ですが何十年か前に入院したことがあります。病院から退院した後、毎日、父親が食事をつくってくれました。

そのときに言っていたのが「食べたものが身体をつくる」です。

それを実感したのが、退院前に受けた検査結果の数字が家で食事をした10日ほどで医師も驚くほど正常の数値が出たからです。

この経験から食事を気をつけるだけで、こんなにすぐに体は変わることもあるということでした。

ただ、食事だけでなく父親の愛情も大切な要素だったと感じます。

その後、父親はこの私の検査結果を見てから、もう大丈夫と感じたのか母親に私の食事担当を今までのように任せました。

♡食事でお肉の割合が多くなると

また、座骨神経痛、リュウマチなどの要因の1つに肉食が多いこともあげられます。

お肉を消化する過程で体内には大量の尿酸ができます。消化時間の間に尿酸を筋肉は吸収し続けていっぱいになり結果、痛みになるのです。

尿素は結晶化するとトゲトゲした状態になります。

また、「肉食をするとそれが原因で怖い夢を見ることがあったり、起きている間に妄想が湧いてきて真実の世界を見ることができなくなる。

それを消したいときは穏やかな穀物、野菜を食べたり、穏やかな調理法でつくられた物を食べなさい」とマクロビオテックを普及させている久司道夫氏が述べています。

また、脳は食べた物による血液で絶え間なく変化します。

穏やかな食べ物を食べれば性格、病状は依然と比べて穏やかになります。

そして、私はお肉を食べたときやランチ後に集中力を必要とするとき、消化をエネルギーレベルで助けてくれるフラワーエッセンスを飲むことが多いです。

♡加熱した食事

加熱した物は無機質になるので身体の機能が働く磁力がなくなります。

これらの無機質なものを多く摂りすぎると老廃物が体内に蓄積される原因の1つになります。

サラダなど加熱していないものを食事のときに取り入れる工夫をしてみてください。

♡陰性と陽性の食べ物

マクロビオテックでは食べ物には陰・陽があると考えられています。

日本人は温帯に住んでいるので、そこにできる物を食べることが大切です。

例えば、亜熱帯で育つフルーツを食べるとバランスを崩します。

毎日、亜熱帯に育つフルーツを食べ続けたりしないように気をつけましましょう。

なるべく、自分の住んでいる近くで取れる物を食べましょう。
○陰性の食材
↓　清涼飲料水、牛乳、乳製品、アイスクリーム、油、脂肪分、精製穀物、製粉加工品、香辛料、アルコール類、砂糖、亜熱帯のフルーツなど。
○陽性の食材
↓　肉、魚、卵、チーズ、お塩など。
チーズは乳製品ですが陽性です。その理由は牛乳をコップに入れてしばらく置くと上下に分離します。下がった物はチーズ、上がった物はクリーム、バター、ヨーグルトになります。上がる作用は陰です。下がる作用は陽です。

♡波動が高い・低い食べ物

食べ物を波動のレベルからだけ見ると、新鮮でオーガニックな生の食材は波動レベルでは「波動が高く」、加工食品は「波動が低い」です。

健康や美容のために食べ物を波動の高い物に移行をしていきたいときに役立つのが、パシフィックエッセンスのジェムエッセンスのフロライトです。

ベジタリアンになりたい人もサポートします。

♡断食（ファスティング）

いつまでも若々しくいたい人は、アンチエイジングの視点から見ると、専門家の指導の元で時々、断食をすることはおすすめです。

断食中をエネルギーレベルで支えるのがパシフィックエッセンスのディスカマス、ジェムエッセンスのカーネリアン、レッドガーネット、ペリドット、シーエッセンスのシーパームです。

コルテＰＨＩエッセンスで解毒をエネルギーレベルでサポートするのがセルフエステームカクタスです。カクタスは必ずテストしてＯＫが出たときだけ飲んでください。

マッサージやバスタブに落としてお風呂に入るときに試してみてください。

コルテPHIエッセンスのパラダイスリリーは強い浄化エネルギーを持ちます。また、同ブランドのセージやアーモンドも断食中に飲むとよいエッセンスです。

アーモンドは生命エネルギーレベルで若返りです。

また、断食中の代謝産物（活性酸素）の排出をエネルギーレベルでサポートするのが同ブランドのインナークレンジングカクタスです。

そして、体内浄化をエネルギーレベルでサポートし、寄生虫や寄生体のエネルギーを解放するエッセンスがあります。アンジェリックエッセンスのバグオフです。また、同ブランドで体内細菌のバランスをエネルギーレベルでとるマイクロビアルヘルス＆バランスがあります。

断食は体内の抗酸化物質が増加し、細胞の生死を決めるミトコンドリアも活性化します。

そして、老化とともに減少する代謝産物　①ロイシン　②イソロイシン　③オクタン酸の増加も期待できます。

ロイシン、イソロイシンはアミノ酸の一種で筋肉の合成に関わります。

また、筋肉や肝臓にも働きかけます。
①　ロイシンの不足は活力低下に繋がります。
ロイシンはエンドロフィンと同様の効果があるのでストレス緩和になります。

ロイシンはタンパク質の構成に関わっているので育毛にも効果があります。

牛肉、大豆、鮭、まぐろに含まれます。

②　イソロイシン

イソロイシンは血中の窒素バランスを調整します。

髪やお肌を健康に保つ。不足すると皮膚炎症を引き起こしやすくなります。

鮭、かつお、アジ、鶏肉に含まれます。

③　オクタン酸（カプリ酸）は抗菌作用があり腸のカンジダ症の治療にも使われます。
ココナッツオイルやバターに含まれます。


疲れたミトコンドリアを元気にするには、エネルギーをつくるミトコンドリアの原料の糖分と脂肪を減らすことです。つまり、空腹にすることです。

また、低酸素にすることです。少しだけきつい運動をすると筋肉が低酸素になります。

すると、腸にもよい物質のインクレチンと言うホルモンが出ることもわかっています。

しかし、病気の人や血管が弱い人はきつい運動は避けてください。

また、運動後にトイレに行きたくなるのはミトコンドリアが元気になったサインです。

お風呂後にもトイレに行きたくなるのは同じ理由からです。

運動をしたり体を暖め血行がよくなると心臓に戻ってくる血流量が増えるので、ナトリウム利尿ペプナドと言うホルモンの分泌がよくなるからです。

ナトリウム利尿ペプナドは体内の塩分や不純物を排出します。

♡抗酸化物質

野菜やフルーツは抗酸化物質がたくさん含まれています。

○セサミン　↓　ごま
○フコキサンチン　↓　わかめ
○アスタキサチン　↓　鮭
○アントシアニン　↓　なす
○ケルセチン　↓　レタス
○クルクミン　↓　しょうが
○カテキン　↓　緑茶
○ビタミンC　↓　果物
○ビタミンE　↓　アボガド、かぼちゃ
○セレン（セレニウム）　↓　イワシの丸干し、しらす干し
○β－カロチン　↓　にんじん
○リコピン　↓　トマト
○ルテイン　↓　そば
○ゼアキサンチン　↓　クコの実などのカロチノイド類

抗酸化物質の働きを助けその効果を高めるのは亜鉛です。

○亜鉛　↓　牡蠣、牛肉、豚肉、うなぎ

♡サーチュインとは

サーチュインは、老化のスピードを緩めたり寿命に影響を与えるたんぱく質の1つです。

サーチュインは「サイレント・インフォメーション・レギュレーター」の略です。

サーチュインを活性化させる食材（サートフード）は、次のとおりです。

○ガーリック
○パナックスジンセン（高麗人参）
○ざくろジュース
○赤ぶどう・赤ワイン
○りんごジュース
○ブルーベリー
○クランベリー
○いちご
○タルトチエリー（パウダーがあります）
○ココア（パウダーがあります）
○緑茶

○ゴツコラ（ハーブティーがあります）
○ターメリック
○赤たまねぎ
○トマトペースト・トマトジュース
○ピーナッツの渋皮
○オリーブ・オリーブオイル

2　お砂糖とうまく付き合う

♡砂糖の取りすぎ

多くの美味しいと感じる物にはお砂糖が使われています。

スイーツはもちろんですが、加工食品でお砂糖が入っていない物を探すのには大変です。

また、飲み物もお砂糖入りの物が多いのでそれらの物を控えること大切です。

一週間ほどお砂糖を控えるだけで、以前食べていた加工食品を食べるととても甘く感じると思います。


そして、お砂糖の取りすぎは、心身に影響が出てきます。月経痛、イライラ、気分の落ち込み、視力の低下、歯や口の中の問題、カンジダ症、疲れやすい、体力が落ちる、集中力がなくなるなど

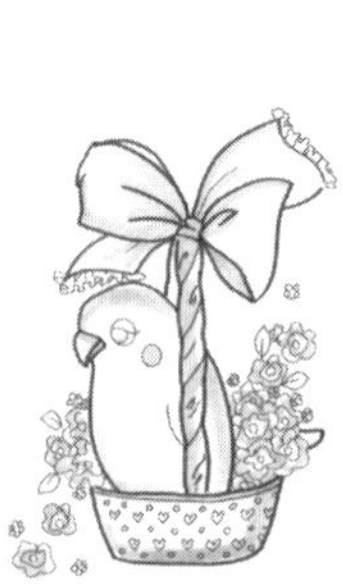

です。

また、お砂糖は体内に入ると発酵します。そして、酢酸、炭酸、アルコールに分解されます。

♡お砂糖の影響を受ける臓器

お砂糖は膵臓に負担をかけます。膵臓は色々な食べ物を消化できる消化液を十二指腸に送っています。また、肝臓では糖分をグリコーゲンとして蓄えますが、糖分が多くなると、脂肪酸としてそれを血中に流してしまいます。この脂肪酸が必要ない場所についてしまうのがボディーラインが崩れてしまう要因の1つです。

♡お砂糖の代用品として

かぼちゃ、さつまいもなどの野菜の中に甘みのあるものがあります。

ただ、でんぷん質の多い野菜の取りすぎには注意してください。

もちろん、フルーツ、加熱処理されていない蜂蜜も酵素、ビタミン、ミネラルが多く含まれています。お砂糖の代用品になります。

また、お砂糖が欲しくなるときにたんぱく質を取っているか確認してください。たんぱく質を構成するアミノ酸の1つのチロシンは甘い物を食べたい気持ちを抑えてくれます。

お砂糖を少しでも控えたいときには、シナモン、バニラなどの風味を加えてみてください。

3　お薬を飲んだときに

♡薬害の解毒

抗生物質を取ると、善玉菌も含め腸内フローラが悪影響を受けます。

ただ、医師に処方されたお薬を飲むことを止めたりしないでください。

そのため、お薬を飲んでいるときは、腸内の善玉菌を増やす食材を積極的に取りましょう。

また、精神薬の使いすぎや鎮痛剤の常用のときにエネルギーレベルでサポートできるフラワーエッセンスがアラレタマのタッシです。

このフラワーエッセンスのアファメーションをご紹介します。

「私は自信に満ちた光を放ちながら成長し、強くなります。私は自分自身の守護者です」

また、ＦＥＳのチャパラルは薬害の解毒をエネルギーレベルでサポートします。

そして、お薬を飲むまで自分自身の評価を低く持ったりする感情や、強いトラウマの経験が癒されず自己破壊的な行動を繰り返す。

そのようなプログラミングを手放すのにはアラスカンエッセンスのジェムエッセンスのダイオプサイドがあります。また、自己評価が低い、自己破壊などに出産時トラウマが関係することもあります。例えば、母親が予想外の妊娠したとき、出産時間が長かった、逆子、帝王切開などです。

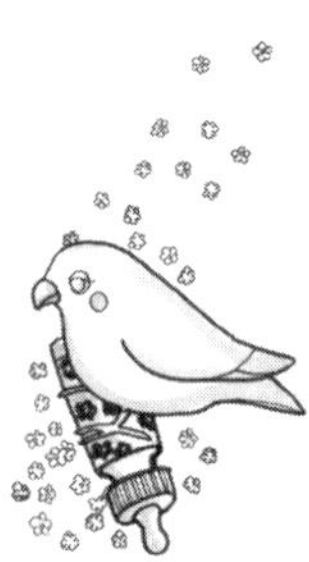

4　ホルモンのこと

♡女性の一生でつくられる女性ホルモンはスプーン1杯

女性が一生でつくられる女性ホルモンはティースプン1杯と言われています。

その限られた女性ホルモンを大切にする方法は、血糖値の急激な上昇を防ぐことと、身体によくないトランス脂肪酸を控えることです。

オーストラリアンブッシュフラワーエッセンスのシーオークは、女性ホルモンをエネルギーレベルでサポートします。

コルテＰＨＩエッセンスはジェムエッセンスのウォータメロントルマリンもホルモンの調整をエネルギーレベルでサポートします。

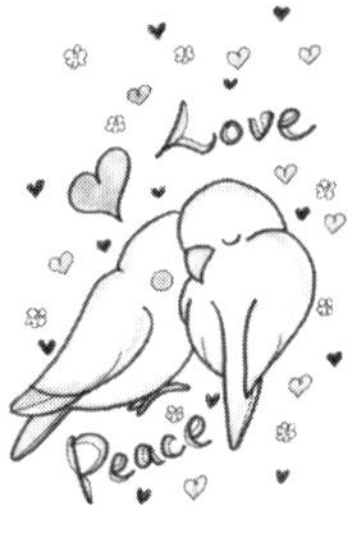

♡更年期のホットフラッシュ

女性ホルモンを生体化学の面からも支えるのにハーブなども取り入れてみてください。

ホットフラッシュをエネルギーレベルで支えるのはオーストラリアンブッシュフラワーエッセンスのムラムラです。

同社のコンビネーションエッセンスのウーマンもいいです。

フラワーエッセンスだけでなく、ウーマンは香りのついたクリームで体に塗るタイプもあるので、オフィスなどで手や首筋につけてから香りを嗅ぐと香りでリフレッシュされるでしょう。

女性ホルモンバランスを整えるのにパワーオブフラワーヒーリングエッセンスのマグワートは更年期をエネルギーレベルでサポートします。

また、生理痛、生理不順にも。（重要）マグワートはエネルギーの流れをよくするので妊娠初期には飲まないでください。

FESのタイガーリリーは更年期に移行中の女性の精神的バランスをエネルギーレベルでとってくれます。

♡甲状腺の問題に

寒がりの人、朝は顔がむくんでいる、朝はボーとする、体重増加、疲労感などを感じる人は甲状腺ホルモン低下症、ホルモンの分泌が不足している場合もあります。

オーストラリアンブッシュフラワーエッセンスのオールドマンバンクシアは甲状腺機能低下をエネルギーレベルでサポートするフラワーエッセンスです。40歳を過ぎた女性で太りやすくなった、むくみ、髪の毛が細くなってきた、疲労感を感じる、じっとしていることが多いなど、心当たりのある人はこのフラワーエッセンスは助けになるかもしれません。

また、だるい、体力がない人はホルモンの問題だけでなく体を構成するたんぱく質の量が不足していることもあります。

食材では肉、魚、卵、豆などを取り入れてください。

そして、甲状腺の機能亢進にエネルギーレベルでよいのはオーストラリアンブッシュフラワーエッセンスのジャカランダです。また、ホルモンは全身のいたる場所でつくられています。

♡DHEA（デヒドロエピアンドロステロン）とは

副腎でDHEAはつくられます。男性ホルモンの一種です。

男性ホルモン（テストステロン）や女性ホルモン（エストロゲン）をつくる材料になります。

DHEAは若さを保つホルモン、長寿ホルモンとも言われています。

また、DHEAを増やす食材は自然薯（じねんじょ）、やまいも、納豆、黒豆、アボガド、魚介類などです。

DHEAは抗ストレスホルモンですが、抗ストレスにはコルチゾールもあります。

2つとも副腎でつくられます。この2つのバランスが崩れると副腎疲労になります。

そして、ストレスを受けるとコルチゾールが分泌されます。

これが続くと副腎疲労になりDHEAが分泌されにくくなります。

副腎疲労にはビタミンC、ビタミンE、亜鉛、セレン（セレニウム）などの抗酸化物質を取りましょう。

また、急に寒がりになってきたときは、ホルモンの分泌低下も考えられます。

5　住環境を整える

♡よい住環境とは

人にとってよい住環境の1つに「音」があります。

よい住環境は音が出てから0・8秒以内に音が消えることです。コンクリートの壁は音が残りやすく長く過ごすには負担になります。

音を吸収するためにフローリングならカーペットをひくなど工夫をするといいでしょう。

また、部屋に残る化学薬品の匂いに敏感な人、閉じこもった部屋、混み合った部屋が落ち着かない人もいます。そんな部屋でもインディゴエッセンスのバブルはエネルギーレベルで安心できるような気持ちにさせてくれます。

♡場の浄化に

家や職場の場の浄化にフラワーエッセンスを1つまたはいくつかをブレンドして使ってもいいです。

○パワーオブヒーリングエッセンス
　クリアザオーラブレンド、ホワイトマグノリア
○アラスカンエッセンス

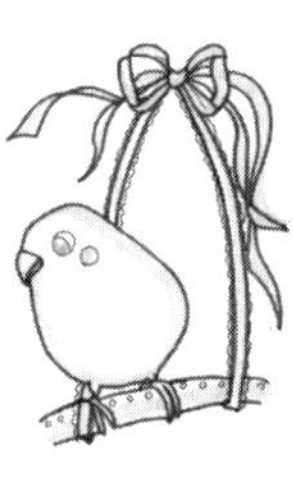

ピュリフィケーション、コーリングオールエンジェルズ、ガーディアン
浄化されるエネルギーを再吸収しないためにストーンサークル
風水的な用途にも、汚染された地域に住む人にグラスオブパーナサス
そして、アラスカンエッセンスのフラワーカード（フラワーエナジーカード）をお部屋に飾る。

○アンジエリックエッセンス
ピュリフィケーション、プロテクション

○オーストラリアンブッシュフラワーエッセンス
中古の住宅に入るときに前に住んでいた人のエネルギーを消したいときにはエンジェルソード。

オーストラリアンブッシュフラワーエッセンスでは電磁波の影響、携帯電話などをエネルギーレベルで除去するのはムラムラです。

○コルテPHIエッセンスでは電磁波の影響、携帯電話などをエネルギーレベルで除去するのは、ラディエーションプロテクションカクタス。
カクタスのエッセンスは飲む前にテストしてOKのときだけ飲んでください。

家や職場の浄化を定期的にしましょう。フラワーエッセンス入りのスプレーボトルをつくり、お掃除後にお部屋にスプレーをすると、お部屋のエネルギーがきれいになります。また、喧嘩をした後や、たくさんの人が家に来た後に必ず浄化をすることが大切です。ペットや子供、植物はその残っているネガティブなエネルギーの影響を受けやすいと言われています。

6　ジオパシフィックストレス（GS）とは

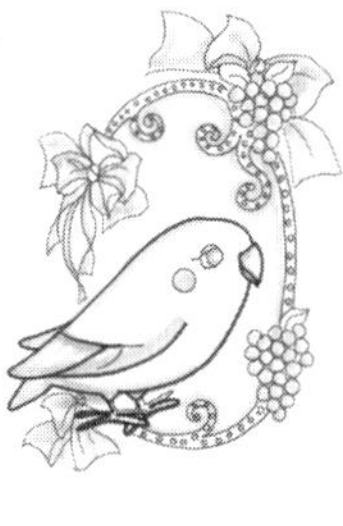

♡ジオパシフィックストレスとは

１９２０年代にドイツの特定の地域で癌の発生率が高いことで調査が行われました。その結果、地下水脈や断層が関係があることを発見しました。ジオパシフィックストレスは目に見えないので、ジオパシフィックストレスのライン上に、たまたまベッドが置いてあることもあるでしょう。

ジオパシフィックストレスの影響は睡眠障害、免疫力低下、慢性疲労、関節炎、癌などを招くことがあります。心身の不調で治療しても効果を感じられず、前記のような症状を持っている人は、いつも座るソファー、ベッドの位置を50センチずつ移動し様子をみてください。このジオパシフィックストレスの影響はたった50センチでも変わります。

また、ジオパシフィックストレスは地震などでも位置が変化しますので、不調が再度出てきたら治療を継続しながら、念のためまた家具を移動させてみましょう。そして、インディゴエッセンスのヒデナイト&クンツァイトを飲んでみてください。

ジオパシフィックストレスの影響からの身体のエネルギーのバランスを保ってくれるものです。

ジオパシフィックストレスは高層マンションでも影響します。ジオパシフィックストレスのある場所を猫は好み、反対に犬は嫌います。つまり、犬の好む場所は人間にも安全な場所と言えます。

8章

ずっとHappyで
若々しくいるために

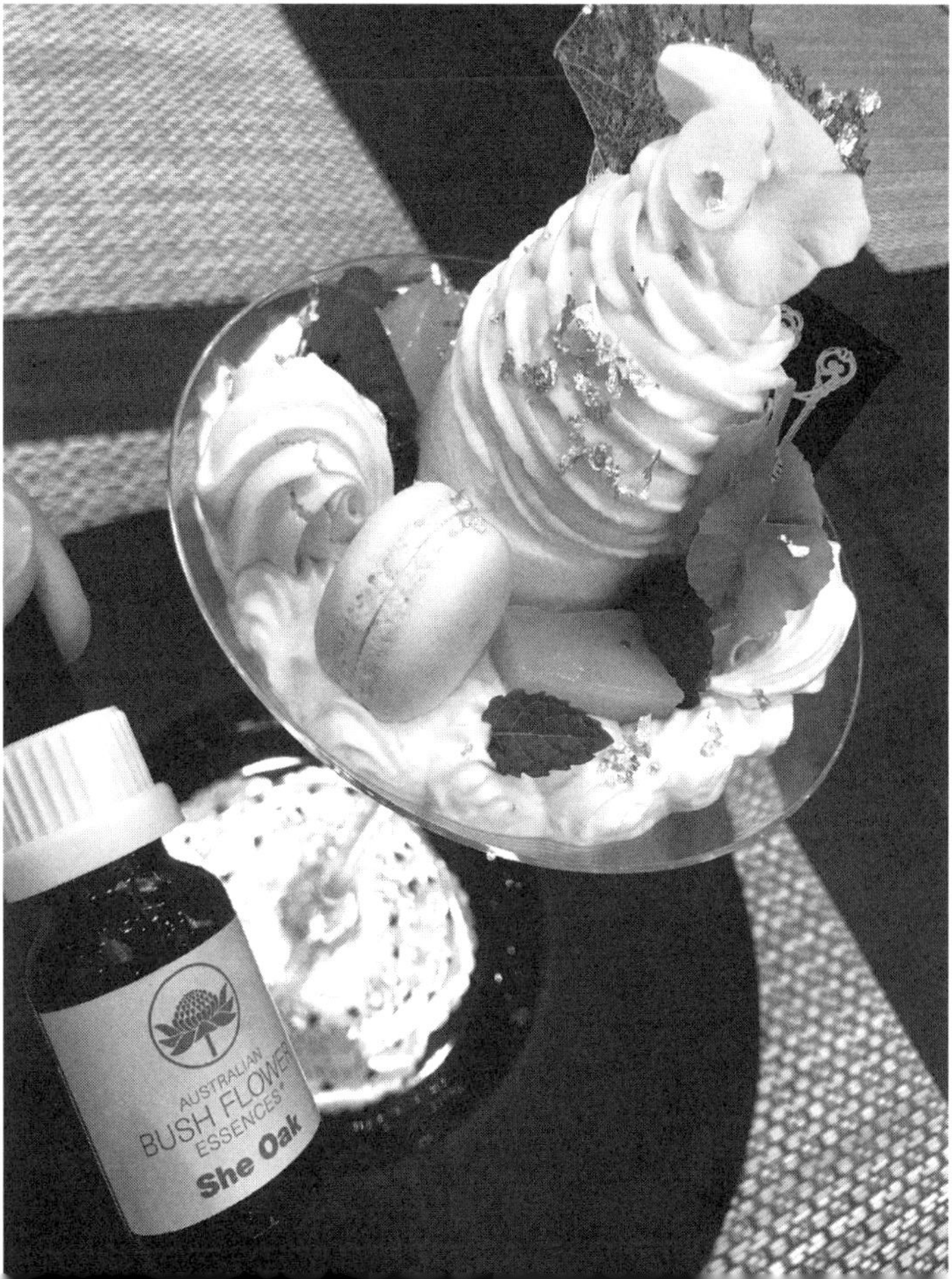

1　血糖値を急に上げない食べ方

♡血糖値が上がりやすい食品

見た目の白い食品は食べると血糖値を一気に上げます。

米、パンなどです。

血糖値が上がりやすい食品を調べたいときにはＧＩ指数が参考になります。

この指標は砂糖を基準（１００）として、各食材の血糖値の上昇スピードを数値化したものです。

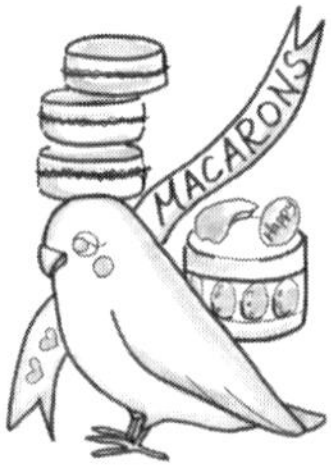

♡ＧＩ指数

○高ＧＩ数値
　バゲット（60g）95
　食パン（30g）73
　お餅（１００g）85
　白米（１００g）84
　うどん（１００g）80
　バナナ75

クロワッサン（57g）67
パスタ60
○低GI数値
そば（１００g）59
玄米（１００g）56
ライ麦パン（30g）55
全粒粉パン（１００g）50

そして、血糖値が一気に上がると、細胞が傷つき細胞の老化が起きます。
細胞の構造と再生をエネルギー的に整える物があります。
コルテＰＨＩエッセンスの中のコーラルエッセンスのトランスバースコーラルです。

♡**血糖値のこと**

空腹時に甘い物を食べると血糖値が一気に上がり、そして、すぐに一気に下がります。
その結果さらに甘い物が欲しくなります。これをシュガーハイ状態といいます。
血糖値が急激に上がるとインスリンが分泌されます。
しかし、インスリンが消費できなくなると残った糖を脂肪に変えます。

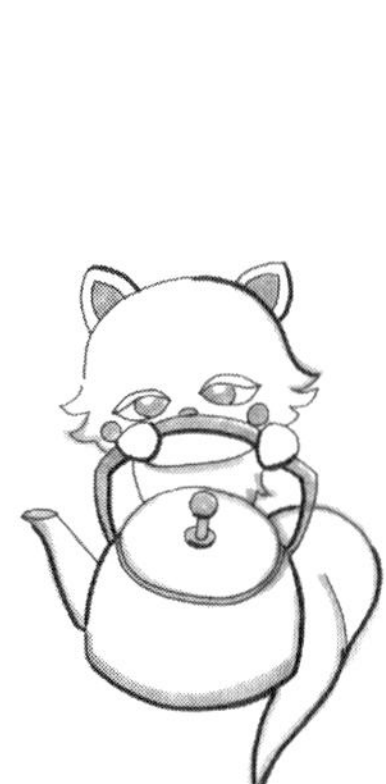

また、インスリンは体内の細胞の炎症発生の元になります。

コルテＰＨＩエッセンスのアニマルエッセンスの中のハチはエネルギーレベルで血糖値のバランスを整えるのに役立ちます。

女性は生理前に血糖値が不安定になりやすいので、特にＰＭＳの問題がある人は精製炭水化物のパスタ、うどん、白米の量をその時期だけでも減らしましょう。

白米が中心の人は、抗酸化作用のあるポリフェノールを含む黒米、赤米を白米の中に入れて炊いたり、玄米を入れるなどしてみてください。

忙しいときにはＧＩ数値の高いパンでなく、ＧＩ数値の低いパン、ドイツパンのオーガニックのライ麦パンなど試してみてください。

味に好みもあると思いますが、ライ麦を固めた茶色く正方形のもので、輸入品を扱う食材店などでは比較的置いてあります。

また、血糖値を急激に上げない食べ方に、お酢やレモンを使うこともおすすめです。
①身体によい油、②お塩、③お酢またはバルサミコ、④レモンを絞るだけでおいしいサラダのドレッシングができます。
オーガニックレモンでしたらおろし器で皮も削り入れてみてください。

また、ドレッシングにプラスするのに梅酢も身体にいいです。

そして、女性は生理から14日目から28日目まではプロゲステロンが血糖値を変動させやすいので、空腹を早く感じやすくなりますので特に注意しましょう。

また、パートナーや家族と喧嘩が増えてきたら、炭水化物だけの食事、甘いお菓子ばかり食べていないか確認してください。

血糖値の乱高下が原因でキレやすくなっているときもあります。

そして、脳内のバランスにはたんぱく質、ビタミン、ミネラルが必要です。

2　消化酵素が足りない日本人

♡消化酵素とは

日本人はアメリカ人と比べると消化酵素の分泌量が少ないです。

消化酵素とは食べたものを分解して、体内に栄養素を再吸収させるエンザイム（酵素）のことです。

近年は日本人の食事は和食中心から洋食中心となってきています。

しかし、日本人は消化酵素の量が少ないので欧米人と同じ食事をしていると消化に負担がかかり、いずれ消化不良の問題も出てきます。消化不良になると、人間の腸内の温度は37度近いので、腐敗、異常発酵がお腹の中で起きてしまいます。

結果、悪玉菌が腸内で増えて、免疫力も下がってしまいます。

胃の調子がすぐれないときなどは、消化酵素のサプリメントなどでサポートしてください。

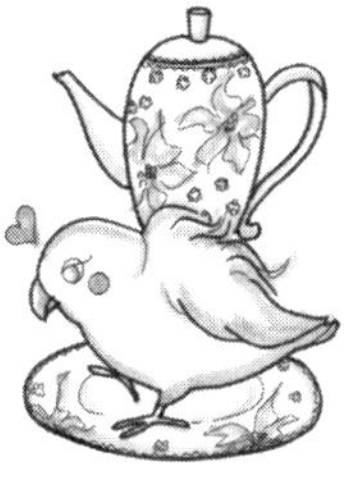

胃の調子がよくないときや消化不良、たんぱく質を食べた後のお腹の重い感じ、胃の消化の問題があるときはオーストラリアンブッシュフラワーエッセンスのポーポーとクロウェアがエネルギーレベルでサポートします。この2本をブレンドすると消化と胃酸の調整をエネルギーレベルでサポートするので食事後に飲みましょう。クロウェアはエネルギーレベルで胃酸の調節もしてくれます。また、オーストラリアンブッシュフラワーエッセンスの創始者のイアン氏が、花びらが5枚あるものは胃の消化をエネルギーレベルで整えるものが多い。数秘学で5は感情と関わりが深く、感情は胃と関わりが深いと述べています。大きなストレスがかかるときに、無意識に胃のあたりに手を当てたり、胃が痛くなることを考えるとわかりやすいのではないでしょうか。

♡理想の食べ方

胸やけは食道に胃酸が逆流するために起きます。胃の中のものが逆流しないようにするのに、暴飲暴食を控え、アルコール、コーヒーを控えましょう。

寝るときには胃を空っぽにしておくのが理想です。寝る4~5時間前に夕食を済ませておくことです。

亜鉛は粘膜の修復に有効なので、胃が痛いときには、マグネシウム、亜鉛の多い食材を取ってください。

○マグネシウム、亜鉛の多い食材　↓　わかめ、ひじきです。昆布はどちらも多く含まれています。

3　パートナーとの性の問題

性の問題を抱えているけれど、それをパートナーに話せない、話すのに気が引ける人は、話す前にコルテＰＨＩエッセンスのポインセチアを飲んでみてからパートナーに伝えてみてください。パートナーへ心を開き２人の問題を話すことをサポートします。

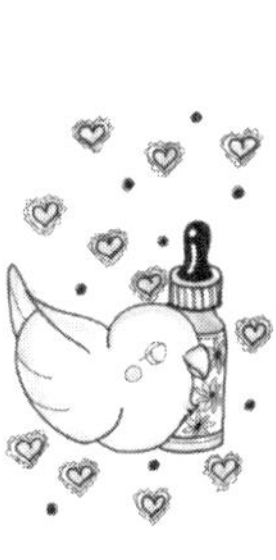

♡男性の性的機能低下

年齢を重ねて女性に興味が持てなくなるのに前立腺に溜まった水銀が影響することもあります。そのようなときに有害重金属のデトックスをすることでよい効果が出ることもあります。

また、男性で性的機能が落ちている人は、お水５００ccを性行為の60分前に飲むと前立腺が刺激されると言われています。

反対にビール、カフェイン入りの飲み物は血管を収縮させるので注意です。

糖尿病が原因で機能が落ちている人にはオーストラリアンブッシュフラワーエッセンスのピーチフラワードティーツリーがエネルギーレベルでサポートします。コルテＰＨＩエッセンスのジェムエッセンスのシトリンが糖尿病をエネルギーレベルでサポートします。

また、コルテＰＨＩエッセンスのバナナは性的行為の失敗に対する不安や、仕事のストレスや心配が影響しているときにいいものです。同ブランドのスイスチーズプラント、アニマルエッセンスのサイも男性のセクシャルなエネルギーをエネルギーレベルでサポートします。

性欲減退の男性は、競争をするようなことをすると男性ホルモンのテストステロンが高まります。簡単に必ず勝てる、競い合うスポーツやゲームをするのもおすすめです。負けるとより悪影響になりますので注意してください。

アラスカンエッセンスのグリーンジャスパーは健全な性欲の回復をエネルギーレベルでサポートします。

性的能力の安定と生命エネルギーをエネルギーレベルでサポートするのに、コルテＰＨＩエッセンスのラブカクタスがあります。

カクタスのエッセンスは自分に合うかOリングテストやキネシオロジーテストをしてＯＫだった場合のみ飲んでください。カクタスは高いエネルギー的作用があるからです。

♡性的エネルギーを高める

コルテＰＨＩエッセンスのカージットは男女の性的エネルギーをエネルギーレベルで刺激します。そして、愛する人との夜の時間を楽しむ前にヒマラヤンフラワーエンハンサーズのタントリックナイトメン（男性用）、タントリックナイトフォーウーマン（女性用）を２人で一緒に飲むのもおすすめです。

ヒマラヤンフラワーエンハンサーズのエクスタシー（第4チャクラ）とダウントゥアース（第1チャクラ）をブレンドするとタントラの夜にいいです。

同ブランドのエクスタシー（第4チャクラ）とクラリティー（第6チャクラ）をブレンドすると神秘的な祝いの夜におすすめです。

♡性欲が強すぎるとき

性欲が弱いのではなく反対に男女、性欲が強くなりすぎて困っている人や性に刺激だけを求めて性に溺れてしまう人もいます。

聖者のパラハンサ・ヨガナンダの言葉をご紹介します。お肉は人を物質界にあまりにも強く引き寄せる原因となり、その結果、あなたは霊的な交友ではなく肉体的交友を引き寄せやすくなります。肉は異常な性生活を引き起こします。少しばかりの肉を食すのは害にはならないでしょう。しかし、もし毎日食するのを習慣とするなら磁気性能を破壊してしまいます。肉の代用品やもっと高品質なナッツやナッツミールを混ぜた物を取るようにしてください。

性欲がコントロールできない人がバランスを取り戻すのにエネルギーレベルで役立つのが、パシフィックエッセンスのパープルマグノリア、ジェムエッセンスのコーラル、ターコイズです。一度試してみてください。

また、男性が女性を力でなく、愛の対象として変容させるのがヒマラヤンエンハンサーズのハートオブタントラです。セックスチャクラと太陽神経叢を結びます。

そして、アラスカンエッセンスのバルサムポプラは人の性的なエネルギーを惑星運動の周期やリズムに合わせてくれ、男性性、女性性のバランスをとってくれます。

また、性欲がコントロールできない女性はお酒を控えてください。アルコールを飲むとテストステロンのレベルが上がりその影響で性欲が増してしまいます。

生理から13日目頃には、パートナーがいなくて性欲が強い女性は、相手を選ばずに肉体関係を持ってしまいやすい時期なので注意してください。

このようなタイプの人は傷つきやすい感情や本心を性行為で隠そうとしていることもあります。うわべだけの問題でなくもっと深い過去の人間関係などを癒す必要があるでしょう。誠実な心と愛情で性的衝動を表現できるようにエネルギーレベルでサポートするのがＦＥＳのスティッキーモンキーフラワーです。また、女性で性欲が強くなり困っている場合、パートナーの男性の性欲が強くないかもチェックしてください。

パートナーと同調して女性のテストステロンも高まります。つまり、男性パートナーの性欲が強いと女性の性欲も強くなると言うことです。

男女共、パートナーが変わってから性欲が強くなり困っているという場合、パートナーにもバランスを取るフラワーエッセンスを取ってもらうことも大切です。

例えば、女性が生理から17日目から18日目でテストステロンが下がるとパートナーの男性の性欲も下がるということです。

また、よく会う女友達、男友達の影響も受けることがあります。それらもチェックしてください。

また、親が性に対して早熟な子供を心配して相談されることがあります。

そんなときにはスピリットインネイチャーのアーモンドは性的なエネルギーのコントロール、自己コントロールによいものです。

♡親密さを怖がる

パシフィックエッセンスのパープルマグノリアは反対に、人に触れられることや、親密さが苦手で異性に近づけない人にも有効です。

また、コルテＰＨＩエッセンスのアニマルエッセンスの野うさぎのエッセンスも親密さを怖がる人をエネルギーレベルでサポートします。

♡性的虐待にエネルギーレベルで有効

○ヒマラヤンエッセンスエンハンサーズ
ゴールデンドーンがエネルギーレベルで有効です。
○ブッシュフラワーエッセンス
ウィステリアとフリンジドバイオレットを一緒に飲んでください。

4　バランスよく食事をする大切さ

♡菜食主義の人はビタミンB12が不足する

忙しいときに便利な加工食品ばかりを続けると必要な栄養素が不足しがちです。

そして、1つの食事法にこだわりすぎると、よいところもありますが、また別の問題が出てきます。

例えば、ベジタリアン（菜食主義）の人はビタミンB12が不足します。

また、砂糖の入ったスイーツなどを食べるときには身体には負担がかかりますが、その見た目や、楽しむことで心の満足感があります。

このようなことから、やはりバランスよく心身のため食事を取ることが大切です。

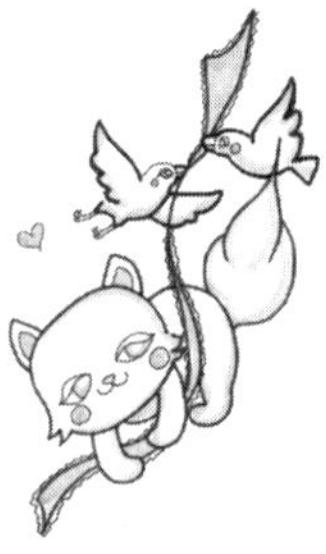

♡菜食主義の人が気をつけること

お肉を食べないベジタリアンの人はビタミンB12が不足しやすくなります。ビタミンB12は動物性食品に多く含まれます。

貧血やうつ病にいいビタミンです。

ベジタリアンの人は次のテストをしてみてください。

両手を広げて、高速で指をグー、パー、グー、パーとジャンケンをするときのように曲げ広げをしてみてください。

そのときに動かす速度が遅い、指の動きがガクガクしていたら、サプリメント、ビタミンB12を飲んで1～3分ほど時間をおいて先程と同じ動作を繰り返してみてください。

少し、早くなった、動きが滑らかになったと感じたなら、ビタミンB12を補給しましょう。

よい食生活に切り替えたいときに、慣れるまでは昔の食事を恋しく思いうまくいかないときもあると思います。

そんなときにエネルギーレベルでサポートする、コルテPHIエッセンスのパラダイスリリーを飲んで深刻にならずに取り組んでみてください。

断食療法や食習慣の切り替えをサポートするフラワーエッセンスです。

5　ストレスとウエスト・バストサイズの関係

♡ストレスとは

ストレスを感じるとコルチゾールが大量に分泌されます。

コルチゾールは老化を加速させます。そして、ウエスト周りに脂肪がつきやすくなります。また、コルチゾールが分泌されるとお腹がすきます。

そして、ストレスがかかるとたんぱく質、ビタミン、ミネラルを使うので食事を気をつけてくだ

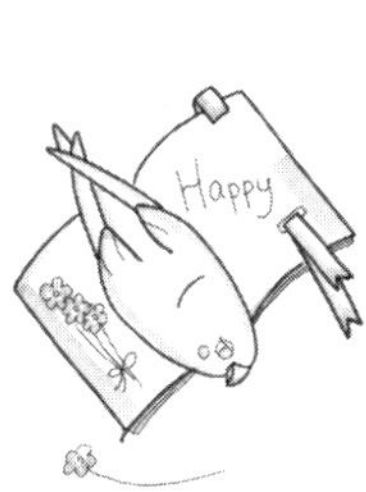

さい。コルチゾールはお肌のたんぱく質、コラーゲンの減るスピードを10倍にアップさせます。また日焼けもコラーゲンが減ります。お肌のコラーゲンをつくるオイルはココナッツオイルやレッドパームオイルやライスブラウンオイルです、皮膚に塗ってみてください。また、若い頃はお尻に脂肪がつきます。しかし、閉経するとエストロゲンが減り、お腹周りに脂肪がつきやすくなります。

美肌の視点から見るとストレスはコラーゲンの生成を妨げるので、お肌が薄くなり、シワの問題やハリの低下に繋がります。そして、コルチゾールの分泌が増えると女性ホルモンの分泌が衰えます。

このコルチゾールが下がる方法は笑顔でいることです。

また、ホルモンの関係でダイエットをするときに、生理から6日目〜19日目は左脳優先の時期は理性的でいられます。生理から5日目までは右脳優先になり理性が働きにくくなります。

そのために自宅にお菓子を置かないなど工夫してみてください。ストレスを感じると甘いお菓子が食べたくなりますが、これはストレス時に出る副腎ホルモンの分泌を抑える理由からです。

♡バストから痩せない

たんぱく質が不足すると張りのあるバストから遠ざかります。たんぱく質を取ると女性ホルモンのエストロゲンに影響を与えることができます。たんぱく質を取ると乳腺が発達して、その乳腺を守るために脂肪がつきバストが大きくなるのをサポートできます。つまり、ダイエットのときにたんぱく質を全く取らないダイエットはバストサイズダウンに関わるので注意しましょう。

9章

女性がHappyでいるための ホルモンのこと

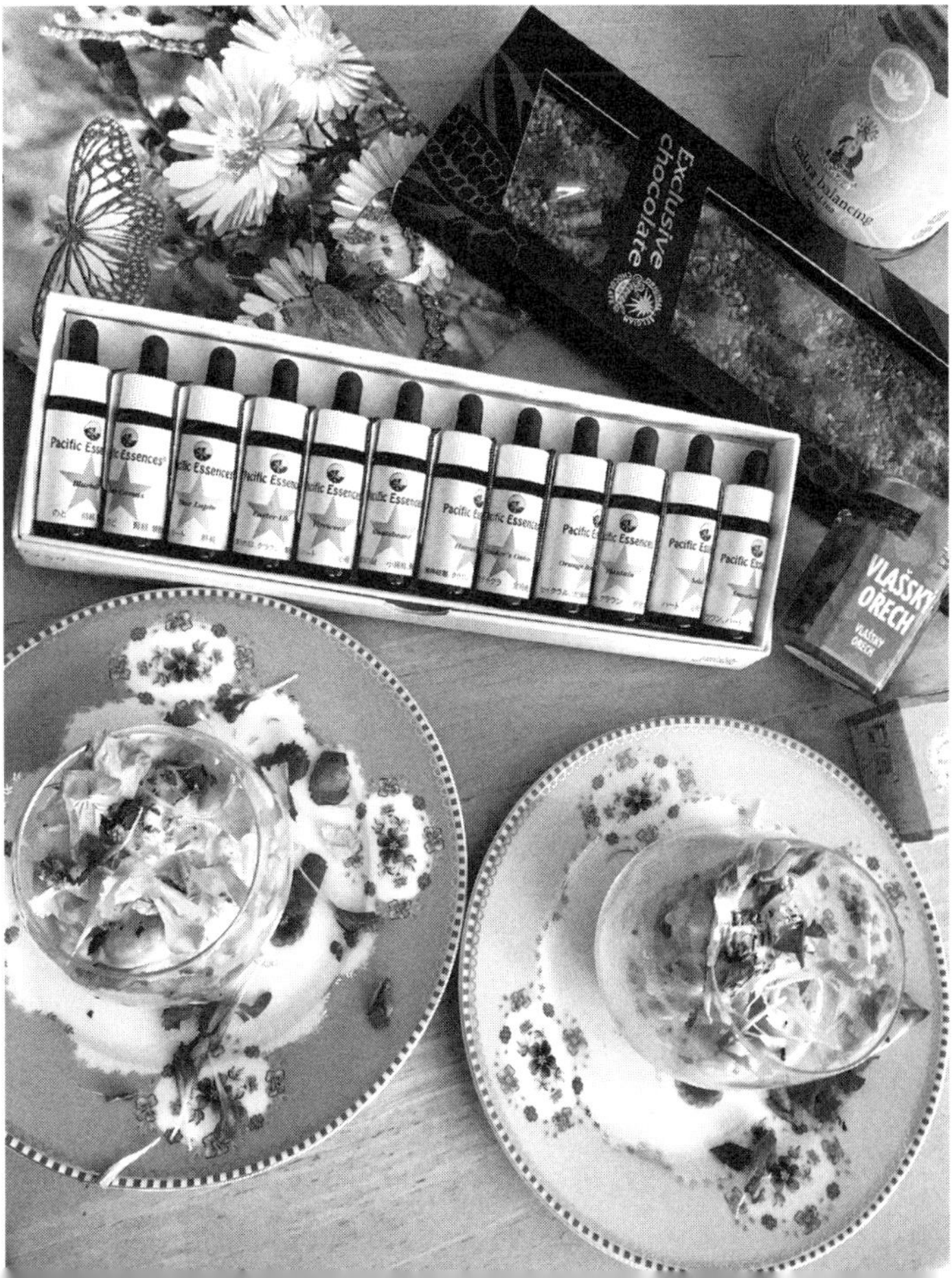

1　女性の周期

♡自信を持ちキラキラする時期

女性はホルモンによって気分や身体が変わります。

生理初日～13日目は楽天的、開放的、外交的になります。

エストロゲン（卵胞ホルモン）でＰＭＳ（生理前症候群）から解放されます。

そして、エストロゲンの上昇に伴って、テストステロンが上昇し自信と積極性が増します。

エストロゲン、テストステロンは生理から３日目が最も高くなります。

この２つのホルモンが高まると頭の働きもよくなり、怒りも押さえやすくなり、自分だけでなく他人に興味が持てるようになります。

仕事の提案やプレゼンテーションは生理から６日目～10日目にするのが理想的です。

この期間は女性が大胆になりやすい時期です。

自己主張は生理から10日目までに済ませましょう。

また、大きな決断をするようなときは生理から６日目以降にしましょう。

優柔不断になることなく早く決断ができる時期です。

生理から６日目以降は左脳優位の理論、分析する能力がアップします。

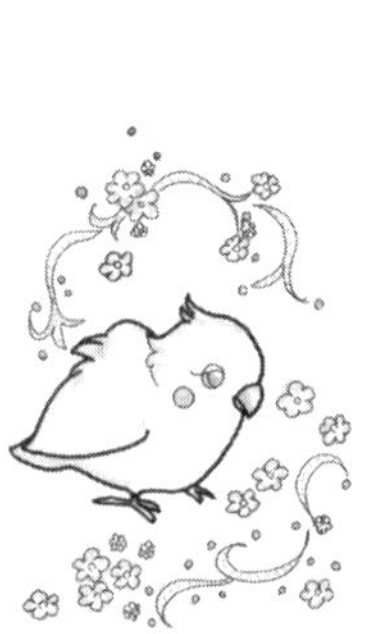

生理から11日目～13日目はテストステロンが高まりすぎて、言いすぎてしまいます。

アレルギー反応は生理から5日目までは起きやすくなります。

また、細菌の影響を受けやすく、ニキビ、じんましん、扁桃腺が腫れたり、ヘルペスの痛みが出やすくなります。

ニキビができただけで、外見の自信をなくしてしまうときにサポートしてくれるフラワーエッセンスがあります。

オーストラリアンブッシュエッセンスのビリーゴウトプラムです。

そして、お口の中も細菌が増えやすいので虫歯などに気をつけましょう。

口内細菌を正常に保つのに砂糖の取りすぎに注意しましょう。

また、生理から3日目までは偏頭痛が起きやすい時期です。

そして、テストステロンの影響でライバルに負けたくないと競争心が強くなります。

例えば、「ライバルより新しいバッグや服を買いたい」と思うようになります。また、楽天的になっているので買いすぎには注意をする時期です。

生理から5日目までは右脳優位になり、6日目からは左脳優位になり20日から、また、右脳優位になります。

これを知り利用するといいでしょう。

右脳優位になるときは、直観力、想像力、文章を書く、絵を描くとよいときです。

左脳優位になるときは、理論、合理性、仕事のプレゼン資料などを考えるとよいときです。

また、左脳、右脳のバランスを取るのにオーストラリアンブッシュエッセンスのブッシフューシャです。

コルテPHIエッセンスでしたらジェムエッセンスのルチレッドクオーツ、シトリンです。

生理から11日目〜13日目は集中力、学習能力もアップするので実行に移しやすくなります。

♡出血時の注意

生理初期の時期は、出血が多い時期なので血液の中の鉄を燃やしてしまうカフェインを控えめにしましょう。

また、カフェインを取りすぎると、水分不足にもなりやすいので注意してください。

血中の中の鉄が少なくなると活力不足になりやすいので、コルテPHIの火山のエッセンスがエネルギーレベルで活力をサポートしてくれます。

私自身が生理の出血の多いときに活力がなくなり、立つのもふらふらしたときに、このエッセンスをつくっているコルテ氏から、「火山を原液から頻繁に飲みなさい」と言われました。

驚くことに、次の日には周りの人も驚くほどしっかり歩けるようになり、効果を実感したエッセンスの1つです。

また、コルテPHIエッセンスのライフフォーカクタスは出血が多いときにエネルギーレベルでサポートしてくれます。

同ブランドのアースターカクタスは出血過多のときにエネルギーレベルでよい物です。このカクタスのエッセンスは飲んでもよいかをテストをしてＯＫだった場合のみ飲んでください。

生理痛に悩む人はオーストラリアンブッシュフラワーエッセンスのクロウェアを生理の10日前、生理から18日目から飲み始め、生理が終わって2〜３日後まで飲むことを繰り返すと生理痛が和らぎます。

子宮の筋肉にクロウェアはエネルギーレベルでよい物です。

♡エストロゲンの副作用で不安になりやすい時期

プロゲステロンの影響がなくなり生理から13日目まで食欲は落ち着きます。

生理から６日目〜10日目まではエストロゲンとテストステロンが一定量に達するので大胆になります。

生理から7日目〜13日目まではエストロゲンも高まり気分も明るくなりますが、エストロゲンの副作用で不安感も増します。

心配、不安が出てきたときにはオーストラリアンブッシュフラワーエッセンスのドッグローズ、バッチフラワーレメディのミムラス。コルテＰＨＩエッセンスのミムラスです。

すべてのレベルの不安をエネルギーレベルでサポートするのに効果があるエッセンスがありま

す。コルテPHIのメドウガーリックです。

どのフラワーエッセンスのブランドからも出ているレスキューレメディ（緊急レメディ）を飲むのもいいでしょう。

また、コルテPHIエッセンスのドルフィン（イルカ）もおすすめです。

そして、軽い運動もエンドロフィンの分泌を促し心配、不安を和らげることを助けてくれます。

♡依存になりやすい時期

生理から10日目〜13日目まではエストロゲンが高いために、カフェイン、タバコの依存症になりやすくなります。

エストロゲンが高い時期に中毒性のある物を取らないようにしましょう。

このときに、それらが自分の目につかない場所にしまいましょう。

パワーオブヒーリングエッセンスのセージブラッシュは中毒、執着を認識し、自ら害となる習慣を取り除くようにしてくれます。

♡男性の好みが変わる時期

生理周期が28日の人の場合は、生理から14日目は排卵日になるのでフェロモンレベルが高い時期です。

排卵期は男性を惹きつける魅力を自然に放っています。

この時期はワイルドな男性に惹かれやすくなったり、性的エネルギーが高まりやすいときです。

反対に排卵後は、こまめにお手伝いをしてくれる優しい男性に惹かれやすくなります。

♡自信がなくなり、お家にこもる時期

生理から14日目～19日目は、エストロゲンとテストステロンが下がるので、自信がなくなります。

そして、決断ができにくくなり優柔不断になります。

この時期は、活力の低下に繋がるプロゲステロン（黄体ホルモン）が高まります。プロゲステロンは排卵後から生理まで多く分泌されます。

プロゲステロンは穏やかな気分にしてくれるホルモンです。まるで理想の母親のように、家の中を掃除をしたくなったり、美しく飾ったり、快適にすることをさせてくれるホルモンです。

また、プロゲステロンが高まる時期は、食欲が高まる時期なのでダイエットをしている人は気をつけましょう。

プロゲステロンが高まっている時期は、血糖値の感受性も高いので、めまいやイライラを感じやすいです。

めまいをエネルギーレベルでサポートするのはパシフィックエッセンスのマスルです。

さらに、ホルモンの感受性が高い人はブルーな気分になったり、活力不足で眠くなったりします。

♡セレトニン不足の時期

生理から14日目になるとエストロゲンが下がり始めることによって、神経伝達物質のセロトニンも下がります。

セロトニンは幸せホルモンと言われ精神安定に関わります。

セロトニン不足は鬱、暴力的、不眠の原因になるとも考えられています。

セロトニンは体内で生成されない必須アミノ酸の一種のトリプトファンとビタミンB6、炭水化物によって体内でつくられます。

セロトニンの原料のトリプトファンは食事からとる必要があります。

乳製品、チーズ、豆製品、豆腐、納豆、大豆、かつお節、たらこ、しらす干し、ナッツ、バナナなどです。

ビタミンB6はさんま、いわし、バナナなど。

炭水化物はトリプトファンが脳内に取り込むのを助けます。

この時期は炭水化物ダイエットをしていても炭水化物が食べたくなったり、脂肪分の多い物を食べたくなります。

また、お砂糖もセロトニンを上げるので、ストレスなどが続くと食べたくなってしまいます。

そんなとき、ハグ（抱き合う）はストレスを和らげるのに有効です。

アンチストレスにはコルテPHIエッセンスのグリーンエッセンスです。

また、この頃はアドレナリンも急上昇する時期なので、切れてしまったり、怒りに翻弄される人もいるでしょう。

また真逆にハイテンションを感じる人もいます。

このアドレナリンを抑える脳内物質はセロトニンです。

アドレナリンとセロトニンは、天秤のように1つが下がると1つが上がる特徴があります。

また、アドレナリンの影響で批判的にもなりやすい時期なので、そんなときはパワーオブフラワーヒーリングエッセンスのパープルクロッカスを試してみてください。

批判的姿勢に関する問題に役立ちます。また、パシフィックエッセンスのアラムルートは内なる神聖な光につながり、自分や他人を批判的に見ることから脱却し、他人を信頼し、おおらかで寛容な気持ちになれるようにサポートします。そして、力の葛藤や対立にもよいフラワーエッセンスです。

♡うっかりミスに注意する時期

生理から23日目〜生理2日目まではエストロゲンとテストステロンが下がるので知能低下する時期です。

これでは仕事をしている人は業務に差し支えるので、オーストラリアンブッシュフラワーエッセンスのブレンドエッセンスのコグニスがおすすめです。

エネルギーレベルで認知プロセスのバランスをとってくれます。

何か決めることがあるときには、大切なことは6日目まで決めないほうがいいでしょう。

また、エストロゲンが少ない時期は、パートナーのする行動の小さなことが目について、夜にも関わらずイライラしてきて、パートナーと真夜中に喧嘩になることも起きやすい時期です。その理由はイライラしたときは、アドレナリンが出て目が冴えるからです。

イライラする時期は、精神安定のために、おやつなどでビタミンB6を含む食材のバナナ、さつまいもを取ってください。糖質が多いので適量を。

ビタミンB6は月経前頭痛、ＰＭＳにもよい栄養素です。

♡感情コントロールに注意する時期

生理から17日目からエストロゲン、テストステロンが下がります。

エストロゲンが下がってくると、神経過敏になり不安感が増しちょっとしたことで泣いたり、鬱ぽくなったり、反対にカッとしやすくなり激しい怒りを引き起こします。

カウンセリングでクアイアントさんから急に怒りが抑えられずにパートナーに切れて物を投げて崩壊してしまった。

怒って乱暴な言葉を使ってしまいましたと聞くことがあります。

エストロゲンが下がると、気持ちを落ち着かせるセレトニンも減ります。

激しい感情に翻弄されている人は、このような時期にパートナーに切れていないか一度確認してみるといいでしょう。

わかれば、この時期のパートナーとの距離感を工夫する対策をしてみましょう。

パートナーとの距離感を掴めない人は、コルテPHIエッセンスのウニのエッセンスをお互いに近づきすぎたり（依存関係）、離れすぎたり（無関心）するときによいので試してみてください。

また、内分泌系（ホルモンを分泌する器官）をエネルギーレベルでサポートするのにコルテPHIエッセンスのアメジストも試してみてください。

そして、エストロゲンが下がっていると、匂い、音、肌触りまで敏感になります。普段は見逃せるようなことが気になってしまいます。

♡静かに過ごす時期

生理から19日目からは内向的になりやすくなります。

20日目からは左脳から右脳優位になります。

プロゲステロンの影響で糖分、塩分、炭水化物、脂肪分の物が食べたくなります。

また、内向的になりテンションも低めになります。気の置ける人たちとゆったり過ごしたい時期です。

つまり、プロゲステロンの影響で家に引きこもり、ゆったり家の中にいたくなります。

ホルモンの感受性が高い人は、ブルーになったり、疲れやすくなり眠くなる時期です。

エネルギーレベルで生理前を調和的にするフラワーエッセンスは、コルテPHIエッセンスのアークスターカクタスです。

カクタスのエッセンスは飲んでもよいか、テストをしてOKが出たときだけ飲んでください。

コルテPHIエッセンスのカージットもエネルギーレベルで生理によい作用を与え、男性、女性の性的能力も刺激します。

♡慢性病をうまく乗り越えましょう

生理から23日目～28日目までエストロゲン、テストステロン、プロゲステロンの3つが下がります。

慢性病がホルモンの急激な変化で悪化する時期です。

例えば、鬱、皮膚疾患、ほてり、慢性関節リュウマチ、線維筋痛症、糖尿病、喘息などです。

リュウマチをエネルギーレベルでサポートするのにコルテPHIエッセンスのフォーメーションカクタスがあります。医師の治療を続けながら試してみてください。カクタスはテストしてからOKが出たときだけ飲んでください。

そして、エストロゲンが急激に下がるので偏頭痛、頭痛に悩む人も多いです。

そんなときにはカフェインを控えましょう。また、PMSのときにもカフェインは控えましょう。

カフェインで症状が重くなります。そして、カフェインがアドレナリンを増やすので不安感が増したり、イライラしやすくなります。

そんなときには不安感とイライラを和らげるエッセンスが両方入っているバッチフラワーレメディ（エッセンス）のレスキューレメディ（緊急レメディ）を飲みましょう。他のブランドからも緊急時のエッセンスは出ています。

それにあたるものを飲んでみてください。

また、この時期はむくみやすくなるので、オーストラリアンブッシュフラワーエッセンスのシーオークがむくみにエネルギーレベルで有効です。

そして、このフラワーエッセンスはエネルギーレベルでエストロゲンも高く保持してくれます。

エストロゲンの減少が理由で、夜中に何回も目覚めるときなどにもおすすめです。

また、エストロゲンは大豆などを取るとつくられやすくなりますが、シーオークはそれをエネルギーレベルでサポートしてくれます。

そして、エネルギーレベルでＰＭＳや生理前のひきつりにもいいです。

オーストラリアンブッシュフラワーエッセンスのクロウェアと飲むのがより効果的です。

こちらも生理、排卵の時期の筋肉のひきつりをエネルギーレベルで和らげます。

プロゲステロンが下がると、その影響で便秘になったり消化が落ちます。

そんなときには、食事では食物線維を積極的に取りましょう。

血糖値を安定させるのに、3、4時間ごとに少しずつ食事を食べるのもいいと言われています。

そして、膵臓でインシュリンはつくられて、食事後に血液に流れ血糖値を調整します。

また、生理前に物にぶつかりやすい人には視床下部の再調整をエネルギーレベルでしてくれるオーストラリアンブッシュフラワーエッセンスのブッシュフューシャを試してみてください。

2　エストロゲン（卵胞ホルモン）

♡エストロゲンとは

エストロゲンは、美人ホルモンと言われています。

○丸みを帯びた身体や、髪をつやつやにします。
○肌の潤いを与えてコラーゲンの生成を助けます。
○骨粗鬆症予防にも関係あります。　↓　（パシフィックエッセンスのピンクシーウィードがエネルギーレベルでいいです）
○物忘れを予防。
○善玉コレステロールを増やします。
○子宮頸官の分泌液を増やします。
○血管をしなやかにし動脈硬化を防ぐなどに関係あります。

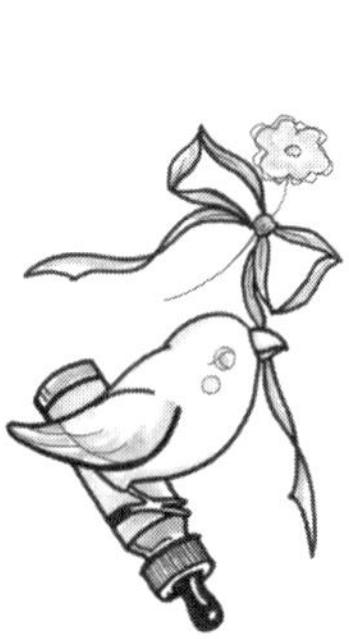

♡エストロゲンの作用

エストロゲンは卵胞の発育とともに生産されるので卵胞ホルモンと言われます。8歳ごろから卵巣で分泌されます。

生理が終わる卵胞期の初期は、お肌のツヤや髪の潤いなど女性らしさを実感でき、むくみも少ない時期です。

心身ともに軽くなりダイエットにこの時期はよいときです。

そして、卵巣は卵子をつくり出す器官です。卵子は温めることで成熟します。つまり、女性は身体を温めていることが大切です。

♡更年期に

閉経前後の時期は卵巣機能が低下し、ホルモンバランスが急激に変化するために、更年期の不調が起きやすい時期です。

パワーオブフラワーヒーリングエッセンスのライラックは更年期のときのブルーな気持ち、もの悲しさや、エネルギー不足に活力と喜びをもたらします。そして、人に助けを求めず拒む人はこのエッセンスを試してみてください。

喜び、美しさ、生命力の花です。

更年期をエネルギーレベルでサポートするのはパシフィックエッセンスのオレンジハニーサック

ルがあります。

そして、エストロゲンの合成は卵巣が老化してくるとうまくいきません。

しかし、卵巣の老化でなく脳の問題であることも考えられているという研究結果があります。

ストレスで影響を受ける間脳（視床、視床下部）の視床下部は卵巣と関係が深いのです。

オーストラリアンブッシュフラワーエッセンスのブッシュフューシャは視床下部をエネルギーレベルで再調整しサポートします。

ピルやホルモン剤を飲んでいるときは視床下部に影響を与えるのでこのフラワーエッセンスがエネルギーレベルでサポートします。

また、視床下部から命令されて脳下垂体からホルモンが血液中に放出されるので、脳下垂体をエネルギーレベルでサポートするアンジエリックエッセンスのホームもおすすめです。

3　プロゲステロン（黄体ホルモン）

♡プロゲステロンとは

プロゲステロンは

○子宮内膜や子宮筋の調整をします。

○乳腺の発育にもかかわります。

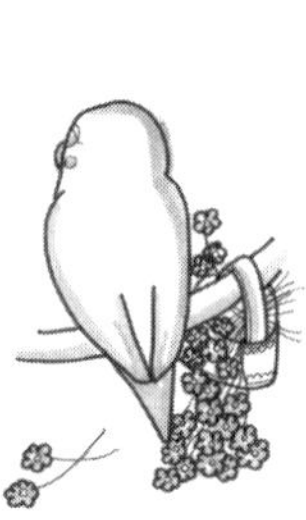

○眠くなる。
○イライラする。
○ブルーな気分になる。
○体内の水分量を保つ。　↓　（パシフィックエッセンスのブラウンケプルがエネルギーレベルでサポートします）
○食欲増進。
○体温上昇。
などに関係あります。

♡**プロストゲンの作用**

プロゲステロンは黄体でつくられるので黄体ホルモンと言います。

子宮内膜を整え、妊娠に欠かせないホルモンです。

生理が始まり2週間経つと排卵があり、排卵後に分泌されます。

子宮内膜を柔らかく保ち、妊娠の準備を整えます。

この時期に妊娠すればプロゲステロンの分泌は続きます。

妊娠しなければ、2週間で分泌は下がっていき子宮内膜がはがれます。これが生理です。

プロゲステロンは基礎体温を0・3〜0・6度ほど体温を上げるために、基礎体温を測ると妊娠しやすい時期が把握できます。

生理から12日目から14日目の間のストレスの軽減に役立つホルモンです。

また、脳を落ち着かせます。プロゲステロンが高くないとストレスを感じやすくなります。

♡排卵後から次の生理までの黄体期

心も身体も不安定な時期です。

心身ともに無理をしないほうがよい時期です。

人の世話や仲間、親しい友人と仲良くしているとプロゲステロンの分泌が促されます。

例えば、楽しさや幸福感を感じることをする、自分を大切にする、学びたかったことを学ぶ、お家の掃除、好きなことをする、自分のために時間を使うといい時期です。

お肌の乾燥や化粧のノリが悪くなりやすい時期です。

また、甘いものが食べたくなるなど、ダイエットには不向きな時期です。

幸福感を感じられないときに、乳製品、大豆、味噌、チーズ、ピーナッツなどのセロトニンをつくる材料の必須アミノ酸トリプトファンが含まれている食材を意識して食べるといいでしょう。

アロマのエッセンシャルオイルのラベンダーの香りもセロトニン分泌によいと言われています。

月経終了から10日目から12日目後まで、脳を落ち着かせるホルモンです。

♡ホルモンのレベルからだけ見た女性の時間の使い方の指標

ホルモンのレベルから見た女性の時間の使い方があります。

もちろん、個人によって違いがあります。

人のために時間を取るとよい時期

（テストステロンとエストロゲンが自然に増加する）

仕事を優先にする。（テストステロンが増加）

誰かの世話をする。（エストロゲンが増加）

といい時期。

★月経後の5日間

▲閉経後の女性は、新月の約4日後から5日間

パートナーと仲良く過ごすのによい時期

（オキシトシンが増えて、テストステロンが高すぎたときはテストステロンが下がり、エストロゲンが普段の倍に増える）

★月経後の6日～10日間

▲閉経後の女性は、満月前後の5日間

自分のために時間を使う、親しい友人、仲間と過ごすのによい時期

（プロゲステロンが増え、高すぎるときはエストロゲンを減らすことができる）

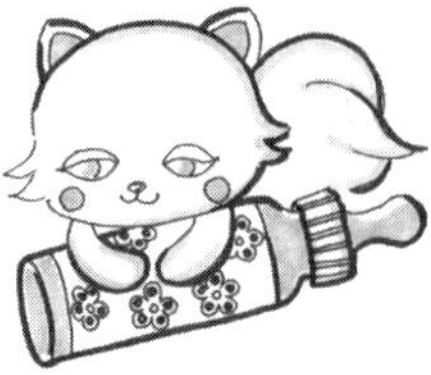

★排卵後12～14日間と3日～5日間の月経期にも。
月経前の12～14日間と月経期の3～5日。
この2つの期間を合わせた16～18日間です。

▲閉経後の女性は、満月の数日後から新月の5日後までの合計約18日間
閉経した女性は男性ホルモンの一種のテストステロンが高まります。
心身が男性ぽくならないように意識して女性らしさを保つことをするとイライラするのを抑えられます。

また、パワーオブフラワーヒーリングエッセンスのクィーンオブザナイトが女性の人生のサイクル移行期において貴重なツールとなり、優雅に年老いていくことや老齢の微細な優美さを尊重するサポートをしてくれます。

4　PMS・生理

♡PMSとは

生理前になると不安、イライラ、涙もろくなる、食欲増進したりするＰＭＳ（月経前症候群）を多く女性が程度の差はあるでしょうが経験するでしょう。

様々な婦人病をエネルギーレベルでサポートするのにコルテＰＨＩエッセンスのサンローズがあ

ります。PMSをエネルギーレベルでサポートするのは同ブランドのイースターリリーです。
また、セレトニンを多くするのに朝の日光を浴びながら歩くとPMSになりにくいと言われています。そして、PMSによい食材はまぐろ、かつお、バナナです。
生理前は食べる物を気をつけることで体重の増加も防ぐことができるでしょう。アロマのエッセンシャルオイルの香りでホルモンバランスを整える物を使うのもおすすめです。
エストロゲンと似た作用を持つスクラレーオールの成分が入った①クラリセージ（妊娠中は控えてください）
ホルモンの分泌の調整の②ゼラニウム
女性ホルモンの調整の③ローズオットー
β－カリオフィレンの成分がエストロゲンの分泌を高める④イランイラン

♡生理の出血・生理中のむくみに
生理の出血時にエネルギーレベルでサポートするのがパシフィックエッセンスのアルダーです。
生理中のむくみにはなどのカリウムが多い食材を取りナトリウムを排出しましょう。
○カリウムが多い食品
バナナ、メロン、キウイフルーツ、アボガド、干し柿、里芋、かぼちゃ、肉類、魚類、海藻類、小豆、トマトジュース、豆乳、日本茶

♡**身体を冷さない**

エストロゲンは身体を冷やす作用があるので女性は冷えやすい体質です。

生理中は特に薄着をしたりしないようにして、陰性の冷やす食材を控えめにし、体を温める陽性の食材をバランスよく取り入れましょう。

また、普段も体温を高く保つのに温泉、遠赤外線サウナ、岩盤浴などを取り入れてください。そして、適度に運動をして筋肉量を増やすことで体温を高く保つことができます。

5　更年期障害

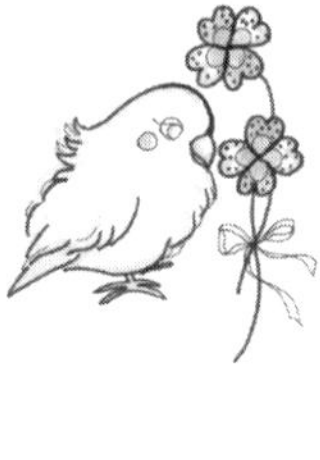

♡**エストロゲンの作用**

ストレスもある程度ならいいのですが、度を起こしたものを放置すると、エストロゲンの供給源である副腎を疲弊させます。

副腎が疲れているとエストロゲンが減少します。

そのために更年期の人はホットフラッシュになりやすくなります。

また、エストロゲンが少なくなって、テストステロンレベルが高くなってもホットフラッシュが起きます。顔が熱くなったり、汗が止まらなかったり、不眠、不安感、抗うつなどです。

エストロゲンが少なくなると焦燥感を感じることも増えます。また、代謝が落ちて太りやすくなります。

アラレタマのカジュは更年期の男女にエネルギーレベルでサポートしてくれます。


♡更年期障害の時期に自分の外見に自信が持てなくなってきたときに

○アラスカンエッセンスのアルパインアゼリア
○ヒマラヤンフラワーエンハンサーズのエンディュランス
○コルテPHIエッセンスのフォーエバーヤングエナジーエッセンス

♡骨粗鬆症予防に

エストロゲン減少は骨粗鬆症にもなりやすくなります。骨をエネルギーレベルでサポートするのはコルテPHIエッセンスのフードコーラルです。

パシフィックエッセンスのピンクシーウィードは骨と歯をエネルギーレベルでサポートします。アロマのエッセンシャルオイルのエレミ、フェンネルが骨によく、それを希釈するオイルに月見草オイル（イブニングプリムローズ）がいいです。

質感が重いので他のキャリアオイル（主のオイル）に5～20%加えて使用すると伸びのよいオイルになります。

月見草オイルは酸化しやすいので、さらに　小麦胚芽油（ウィードジャームオイル）を5～10%

加えるといいです。
骨によい食材　↓　玉ねぎ、プルーン、りんご酢、りんご、ブルーベリー、バナナ、いちご、ココアバター、葛

6　美肌に

♡皮膚の調和

コルテPHIエッセンスのジョイフルオプンティアは基礎化粧品を使うときに一緒に使ってみてください。

皮膚の調和をエネルギーレベルでサポートします。

また、紫外線防止をエネルギーレベルでサポートするのが、同ブランドのラディエーションプロテクションカクタスエッセンスです。カクタスのエッセンスはテストをしてOKのときだけ飲んでください。

UV入りの化粧品をつけるときに一緒につけるのもいいでしょう。

また、地面から反射する紫外線も忘れがちですので帽子だけで安心しないでUVケアをしっかりしましょう。

地面からの反射が高い順に雪、水面、砂、アスファルトと続きます。

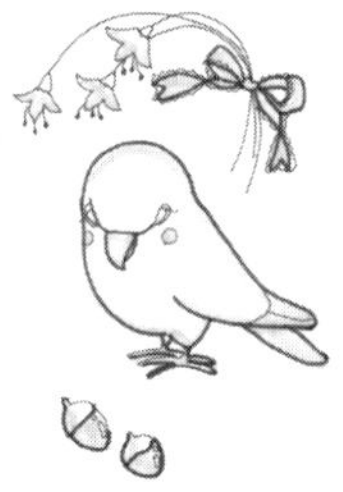

日焼けをしてしまったら、スーパーフードのカムカムはビタミンCが多いのでスムージーに加えて飲むといいでしょう。

♡フラワーエッセンス入りクリーム

コルテPHIエッセンスにはフラワーエッセンス入りのクリームがあります。

シェイビングの肌荒れにはセルフヒール入りのクリーム。

敏感肌の人にはビーナスオーキッド入りのクリーム。

皮膚に影響しているあらゆるものを強力に浄化するのはデルフクリーム（イルカ）のエッセンス入りのクリームです。

肌の再生力をエネルギーレベルで高めるのは同ブランドのアニマルエッセンスのリザードです。

また、自分でオーガニッククリームにフラワーエッセンスを入れてこまめにつくるのことも試してみてください。

オーストラリアンブッシュフラワーエッセンス入りのクリームもあります。

お肌の調子が悪いときにエマージェンシークリームがあります。

また、オーストラリアンブッシュフラワーエッセンスにビリーゴートプラムがありますが、このお花を先住民のアボジニリは皮膚病に使っています。

また、乾癬（かんせん）やアトピーの人が自分の肌を汚いとがっかりしてしまうときにもいいフラワーエッセンスなのでこのクリームに混ぜて使ってみてください。

7　ムドラとは

♡ムドラとは

ムドラとは、サンスクリット語で象形表現、印という意味があります。

仏像などの手を見ると親指と他の指を合わせて輪をつくって、座禅をして膝の上に手を上むきにして乗せている手のポーズと言えばわかりやすいでしょうか。

また、ムドラは約数百種類あると言われています。

例えば、集中力がなくなってきた、不安感が強くなってきたときにオフィスの机の下で短時間、または朝晩の瞑想時にムドラを試してみてください。

心身を健康に保つのに心の安定は大切です。

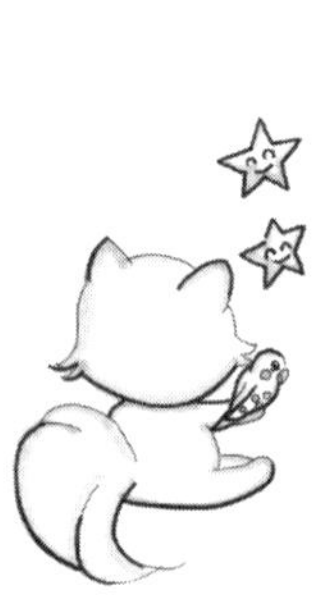

♡プラーナ・ムドラ

親指、薬指、小指の先端を軽く合わせその指を全部合わせて輪をつくります。

このムドラは全身のエネルギーを流します。

病気の人、若返りに。

♡アンジャリ・ムドラ

心臓の前で両手を合わせて両親指が軽く胸に触れるようにします。

右脳、左脳の調和によいです。

♡ジナーナ・ムドラ

（手のひらを下に向けたポーズ）、チン・ムドラ（手のひらを上に向けて膝の上に置いたポーズ）

親指と人差し指の先が触れるように輪をつくります。他の指はまっすぐ伸ばします。

脳の活性。思考力と記憶力を高めます。

また、人差し指が親指に触れる場所を変えると意味が変わってきます。

人差し指の先が親指の第二関節あたりに触れるようにして輪をつくります。脳を活性化します。

人差し指の先が親指の付け根あたりに触れるようにして輪をつくります。直感力を強化します。

♡アパナ・ムドラ

幼いときに影絵をして遊んだときに、犬の影絵をつくったときを思い出してください。

親指の先端に中指と人差し指の先端をつけて、人差し指と小指はまっすぐ伸ばします。

忍耐力を養い、平静な心をつくります。

また、泌尿器系疾患によいと言われています。

♡スリヤ・ムドラ

サンスクリット語でスリヤは太陽を意味します。
薬指の先端で親指の根元を押さえます。
次に親指を曲げて、薬指の関節に触れます。
体力がないとき、身体が重いとき、強い倦怠感があるときに。

♡アディ・ムドラ

じゃんけんをするときのグーのように手を握ります。
そのときに赤ちゃんのように親指を他の指の中に入れます。
脳の深いリラックスに。

♡アグニ・ムドラ

親指を中指の先端に触れて輪をつくります。
残りの指はまっすぐに伸ばします。
知性を強化。
消化器系を強化します。
第3チャクラに関係します。

参考文献

☆大自然からの贈り物　（ネイチャーワールド株式会社）
☆パラハンサ・ヨガナンダの成功の黄金律　（三雅）
☆有害重金属が心と体をむしばむ　大盛隆史　（東洋経済）
☆体内毒出し30日プログラム　ジェーン・スクリブナー　（祥伝社）
☆細胞から「毒」が逃げ出す生き方　澤登雅一　（講談社）
☆NY式デトックス生活　上符正志　（WAVE出版）
☆病気にならない生き方　新谷弘美　（サンマーク出版）
☆酵素を摂れば、元気な身体がよみがえるノーマン・ウォーカー
（徳間書店）
☆食事を正しくすれば、老化は防げるノーマン･ウォーカー　（徳間書店）
☆世界一の美女になるダイエットバイブル　エリカ･アンギャル（幻冬舎）
☆臨床家のためのホメオパシーノート　森井啓二　（Nanaブックス）
☆病気が教えてくれる、病気の治し方　T・デトレフゼンR・ダールケ
（柏書房）
☆アンチエイジングのすすめ　米井嘉一　（新潮社）
☆一人になりたい男、話を聞いてほしい女　ジョン・グレイ
（ダイヤモンド社）
☆あなたの未来は直感力で変えられる
ドリーン・バーチュー、ロバート・リーブス　（ステップワークス）
☆女の子の28日　ガブリエル・リクターマン　（ランダムハウス講談社）
☆「ずっと若い体」をつくるロキシープログラム
ロキシー・ディロン　（大和書房）
☆エイジレス魔女の作り方　勝田小百合　（筑摩書房）
☆健康は内臓さんで決まる　伊藤裕　（サンマーク）
☆メグルカラダ　笠井奈津子　（講談社）
☆豊かに生きるための「食べる健康」　船井幸雄･久司道夫　（ビジネス社）

★インスタグラム　★猫の「しろ様」のお告げ　★Happyブログ　★HP

著者略歴

河津　美希（かわず　みき）

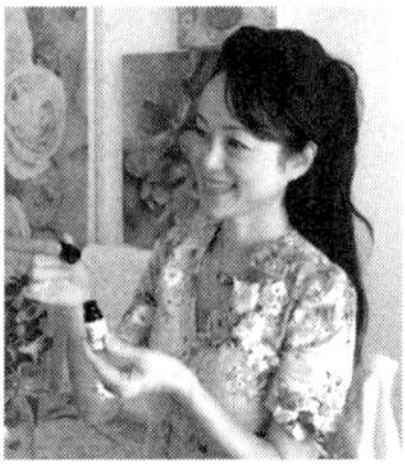

サイキック フラワーエッセンスカウンセラー
Baby Blue Eyes 代表
日本人初のコルテ PHI エッセンス公認ティーチャー
セルフ・ルネッサンス代表セラピスト

前職は Christian Dior 銀座店。2000 年にフラワーエッセンスに出会い、国内外のフラワーエッセンス、代替医療、自然療法、スピリチュアルの造詣を深める。フラワーエッセンスカウンセラー育成スクールや、ワークショップ、セミナー活動を通じて、フラワーエッセンスの普及活動を展開している。東京、名古屋で活動。

著書『愛と喜びに包まれる「フラワーエッセンス」』『フラワーエッセンスで幸福な日々を手に入れる』『両親・子供との関係を癒し、自分の人生を生きるフラワーエッセンス』『古いパターンを手放して自分を愛する「フラワーエッセンス」』いずれもセルバ出版。

○インスタグラム　https://www.instagram.com/mikikawazu/
○ブログ　https://ameblo.jp/happy1happy2happy3/
○猫の「しろ様」のお告げフラワーエッセンス
https://happy1happy2happy3.amebaownd.com
○ツイッター http://twitter.com/mikikawazu
○ティスティング　https://happyhappyhappy.amebaownd.com
○ HP　babyblueeyes.chu.jp

アクセサリーのデザイン制作も手がける。

魔法のようにいつまでも美しく・健康でいられる「フラワーエッセンス」

2020年 2 月10日　初版発行

著　者　河津　美希　© Miki Kawazu

発行人　森　　忠順

発行所　株式会社 セルバ出版
〒 113-0034
東京都文京区湯島 1 丁目 12 番 6 号 高関ビル 5 B
☎ 03（5812）1178　　FAX 03（5812）1188
https://seluba.co.jp/

発　売　株式会社 創英社／三省堂書店
〒 101-0051
東京都千代田区神田神保町 1 丁目 1 番地
☎ 03（3291）2295　　FAX 03（3292）7687

印刷・製本　モリモト印刷株式会社

Printed in JAPAN
ISBN978-4-86367-550-6